# Intervallfasten für Anfänger

Wie Sie durch intermittierendes Fasten gezielt Fett verbrennen und Ihr Traumgewicht dauerhaft halten inkl. 30 Tage Diätplan zum Abnehmen

[1. Auflage]

**Sophie Marie Krämer**

ISBN-9781099779428

# INHALT

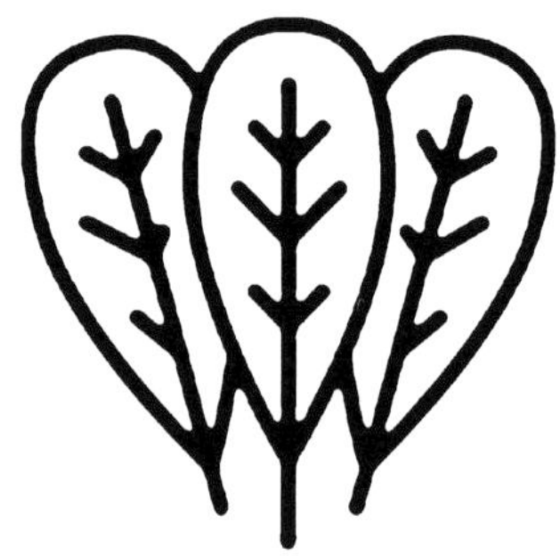

# HAFTUNGSAUSSCHLUSS

Dieses Buch enthält Meinungen und Ideen der Autorin und beabsichtigt den Lesern informatives und hilfreiches Wissen mit einem Unterhaltungscharakter zu vermitteln. Die enthaltenen Anleitungen und Strategien passen möglicherweise nicht zu jedem Leser, und es gibt keine Garantie dafür, dass sie auch wirklich bei jedem funktionieren. Die Benutzung dieses Buchs und die Umsetzung der darin ausgearbeiteten Informationen / Rezepte erfolgt ausdrücklich in eigener Verantwortung und Risiko. Das Werk, inklusive aller Inhalte, gewährt keine Gewähr oder Garantie für Korrektheit, Vollständigkeit, Qualität oder Aktualität der zur Verfügung gestellten Informationen. Fehlinformationen und Druckfehler sind nicht vollständig auszuschließen.

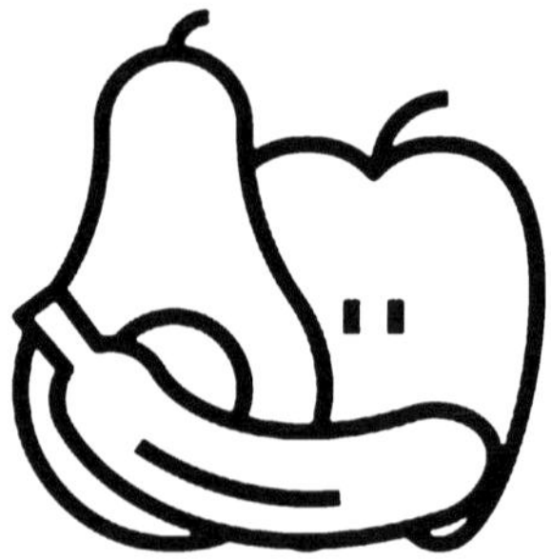

Heutzutage stehen uns die unterschiedlichsten Lebensmittel zur Verfügung - man muss nur in den Supermarkt gehen und schon bekommt man alles, was der Magen begehrt. Doch das war nicht immer so: in einer Zeit vor Supermärkten und ständiger Verfügbarkeit mussten Menschen sich genau wie Tiere auf Nahrungssuche begeben. Da sie bei Weitem nicht so stabil war wie das heutige Einkaufen, konnte es durchaus passieren, dass man an ein bis zwei Tagen in der Woche leer ausging oder einige Stunden warten musste, bis sich ein Tier in die Fallen der Jäger verirrte.

Doch was haben diese steinzeitlichen Aktivitäten mit Intervallfasten zu tun? Das ist im Prinzip sehr einfach: früher haben Menschen eher unfreiwillig gefastet und Übergewicht war kein sonderlich verbreitetes Problem, da es nicht übermäßig viel zu Essen gab. Vor allen Dingen leicht verdauliche Kohlenhydrate, Raffinadezucker und Naschereien zwischendurch bereichern uns mit überflüssigen Kilos.

In der Hoffnung, etwas Gewicht zu verlieren, probieren Menschen unterschiedliche Methoden aus - Appetitzügler und andere Ernährungsweisen wie beispielsweise Low Carb oder Low Fat, vor allen Dingen einschränkende Diäten, die mit Verzicht auf konkrete Lebensmittel verbunden sind. Doch diese Diäten halten meistens nicht lange, da sie den dauerhaften Bedürfnissen des Körpers nicht gerecht werden.

Intervallfasten ist insofern eine gute Alternative, als dass der Verzicht subtil ist und sich dem Biorhytmus anpassen kann. Nicht umsonst hat sich diese Methode über Jahrhunderte eingebürgert: in den unterschiedlichsten Kulturen und Religionen gehört Intervallfasten dazu. Diese Phase ist dazu da, die Gedanken von "materiellen" Bedürfnissen zu befreien und sich auf den Glauben bzw. auf seine Spiritualität zu konzentrieren.

Auch wenn man nicht gläubig ist und einfach nur abnehmen möchte, ist es durchaus ein Argument für das Intervallfasten: das Konzentrieren auf andere Dinge. Viel zu häufig denken wir an Essen, auch wenn wir keinen Hunger haben; das hat häufig mit einer gewissen Konsumhaltung und Einstellung zu Lebensmitteln zu tun, die einerseits durch das omnipräsente Angebot der Lebensmittelindustrie geschaffen wird und zum anderen dadurch entsteht, dass wir uns vom Ursprung unserer Lebensmittel entfernt haben.

Das Intervallfasten als Ernährungsform trägt dazu bei, dass der Stoffwechsel angekurbelt wird und, dass man als Verbraucher lernt, seinen Lebensmittelkonsum auf das Wesentliche bzw. Ausreichende zu beschränken. Bewusster Verzicht auf Essen in einem Zeitraum, der erwiesenermaßen nicht ungesund ist, trägt zu einer vernünftigen Selbsteinschätzung bei.

Dabei gibt es nicht "das Intervallfasten". Es stehen sehr unterschiedliche Methoden und Möglichkeiten zur Verfügung, die Methode vom Intervallfasten anzuwenden. Man sollte hierbei darauf achten, dass man sich für eine Methode entscheidet, die man entsprechend durchziehen kann. Tatsächlich ergeben aktuelle

Untersuchungen, dass die Wirksamkeit vom Intervallfasten nicht deutlich höher ist als bei einer schlichten Reduktion von Kalorien. Jedoch lässt sich das Intervallfasten für die Mehrheit besser durchsetzen, da es letzten Endes darauf ankommt, einen starken Willen und eine Systematik in der Ernährung zu entwickeln.

Was das Intervallfasten von anderen Methoden unterscheidet, sind vor allen Dingen gesundheitliche Auswirkungen, die nicht unbedingt mit Gewichtsreduktion zu tun haben: laut aktuellen Studien kann das Intervallfasten dazu beitragen, dass der Blutzucker auf Dauer reduziert wird, die Cholesterinwerte nehmen ab und der Stoffwechsel wird sichtbar angeregt. Somit handelt es sich im Grunde genommen nicht nur um eine Methode, um schnell abzunehmen, sondern um einen Neustart für den gesamten Organismus. Der Körper kann sich erholen; das Fasten kann man auch als Prophylaxetage für den Magen-Darm-Trakt kombinieren.

Grundsätzlich unterscheidet man zwei Phasen: eine Essensphase und eine Verzichtphase. In der Essensphase darf gegessen werden, in der Verzichtphase sind nur zuckerfreie Getränke (ungesüßter Kaffee und Tee, Wasser) erlaubt. Ansonsten sollte nichts zu sich genommen werden, was Kalorien enthält oder sättigend wirkt, damit der Stoffwechsel auf sich allein gestellt ist.

Das Prinzip des Intervallfastens besteht darin, dass der Körper die Ressourcen aufbrauchen soll, die da sind, bevor wieder neue zugeführt werden. Wenn Sie Ihr Essensverhalten beobachten, sollten Sie sich merken oder notieren, wie häufig Sie "zwischendurch einen kleinen Snack" zu sich nehmen. Vor allen Dingen, wenn es sich um kohlenhydrathaltige Snacks handelt, sind sie kleine, unauffällige Bömbchen. Sie lassen den Blutzucker ansteigen, der Organismus kann bereits aufgenommene Ressourcen nicht richtig verstoffwechseln und überschüssige Energie landet auf den Hüften.

Das Intervallfasten richtet eine oder mehrere Phasen ein, in denen der Blutzucker mehr oder weniger konstant ist bzw. nicht zusätzlich beeinflusst wird. So kann der Stoffwechsel seine Arbeit ungestört verrichten und überschüssige Energie wird nicht zu lästigen Fettablagen umgewandelt.

Aber die Essensphase beim Intervallfasten ist kein Freifahrtschein: es darf zwar zugeschlagen werden, dennoch sollte es sich um ausgewogene und nährstoffreiche Mahlzeiten handeln. Gerade, wenn das Fasten einen sichtbaren Effekt haben soll, sind diverse Fertiggerichte und 5-Minuten-Kartoffelpürees nicht zu gebrauchen. Sie lassen den Blutzucker hochspringen, werden sofort verstoffwechselt und bringen keinerlei dauerhaften Sättigungseffekt mit.

Als sättigende Grundlage sollte man zu langkettigen Kohlenhydraten greifen. Es handelt sich um lange Kohlenstoffketten, die sättigender sind, weil der Körper länger braucht, um sie zu verstoffwechseln. So kann Vollkorn (Weizen, Reis, Dinkel etc.) Sie viel länger satt halten. Langkettige Kohlenhydrate sollten dabei mit Eiweiß kombiniert werden, denn Eiweiß ist einer der Grundbausteine des Körpers, um Energie zu produzieren. Es sorgt für Muskelaufbau und versorgt den Körper mit der nötigen Energie.

Lange dachte man, dass Fett das Böse vom Bösen und daher zu vermeiden ist. Das ist mittlerweile ein Mythos, der in Omas Kommode verstaubt: Fett ist nicht nur böse, sondern gut für unseren Körper. Er erfüllt wichtige Funktionen und sorgt ebenso für ein langanhaltendes und erfüllendes Sättigungsgefühl. Natürlich sollte es sich hierbei um Fett handeln, das nicht aus der Fritteuse kommt und literweise serviert wird. Vielmehr sollten Sie zu Fleisch oder Fisch greifen, die gekocht, gegrillt oder mit wenig Öl angebraten werden. Zudem handelt es sich um gesunde Fettsäuren wie Omega 3 oder Omega 6 sowie Omega 12. Bei einer vegetarischen Ernährung können Nüsse für eine Portion Fett (und Eiweiß!) sorgen. Auch hochwertige Öle in geringen Mengen sind sehr förderlich und eine gute Ergänzung für eine vollwertige Mahlzeit.

Ebenso wie bei Fett hat sich auch bei Zucker in vielen Köpfen die Vorstellung etabliert, dass er per se ungesund ist und daher bestenfalls wegzulassen ist. Zu einer ausgewogenen Ernährung gehört Zucker dazu, aber eben kein Raffinadezucker oder ein Schokoriegel. Im Prinzip enthält jedes Obst, aber auch jedes Gemüse Zucker. Der Zucker, den man vor allen Dingen in Obst findet, nennt man Fruktose; sie ist in vernünftigen Mengen gut für den Körper und förderlich für die Konzentration. Daher sollte man am Tag immer etwas Obst oder Gemüse zu sich nehmen. Auch Milchprodukte enthalten Zucker, dieser heißt Laktose und ist ebenso gut verträglich, sofern man keine Laktoseallergie hat oder die empfohlene Menge übersteigt.

**Zwischenfazit: Jede Mahlzeit sollte sich aus Eiweiß, Fett und Kohlenhydraten zusammensetzen, damit sie in der Fastenphase sättigend ist und alle erforderlichen Nährstoffe liefert.**

Natürlich sollten die Zutaten darüber hinaus schonend zubereitet werden. Das heißt, dass man von Brokkoli wenig hat, wenn dieser verkocht oder frittiert ist. Ebenso wenig gesund sind auch andere Zutaten, die in Weißbrotpanade frittiert oder bis zur Unkenntlichkeit gebraten werden. Wenn Sie beispielsweise keine Karotten mögen, diese aber irgendwie unterkriegen wollen und diese dafür mit Ketchup oder anderen stark zuckerhaltigen Soßen essen, essen Sie lieber etwas, was Sie mögen. Alternativ können Sie sich nach schonenden Rezepten umschauen, bei denen der Geschmack, den Sie nicht mögen, nicht allzu stark spürbar ist.

Abgesehen von fiesen Snacks, können Getränke ebenso schnell dazu führen, dass Sie mehr Kalorien aufnehmen als Sie benötigen. Säfte beispielsweise: sie klingen gesund, werden als gesundheitsfördernd angepriesen. Allerdings enthalten sie sehr viel Zucker, viel Zucker wird extra beigesetzt, sodass sie mehr Softdrinks als Fruchtsäfte sind. Trinken Sie daher am besten Wasser oder ungesüßte Getränke wie Tee oder Kaffee.

Doch warum das übliche Diättutorial, wenn es doch ums Intervallfasten geht? Auch beim Intervallfasten sollte eine empfohlene Kalorienmenge eingehalten werden: es handelt sich nach wie vor um eine Art und Weise, die Mahlzeiten zu organisieren, nicht um einen Freifahrtschein. Denn keine Ernährungsform kann ohne gewisse Einschränkungen zu den erwünschten Ergebnissen führen.

Herauszufinden, wie viele Kalorien für Sie empfohlen werden, ist relativ einfach. Sie können sich bei einem Arzt oder Ernährungsberater erkundigen: gerade bei Menschen mit starkem bis sehr starkem Übergewicht kann die Rechnung etwas knifflig sein. Auch, wenn Sie bereits unter Diabetes leiden und abnehmen wollen, sollte ein Fachkundiger den Prozess medizinisch begleiten. Ansonsten finden Sie zahlreiche BMI-Rechner im Internet, die nach einer Standardformel ausrechnen, wie viele Kalorien bei Ihrer Größe und Gewicht sowie Alter vorgesehen sind. Der Nachteil bei solchen Rechnern ist, dass sie nicht genauer zwischen Fett und Muskelmasse differenzieren. Wenn Sie also genaue Informationen wollen, ist von solchen Rechnern abzuraten.

Beim Intervallfasten geht es darum, die erforderlichen Kalorien auf die Essensphase zu verlagern: damit beugt man zum einen vor, dass durch die "Snacks zwischendurch" überschüssige Kalorien dazu kommen und zum anderen, dass der Stoffwechsel sich durch die ausgewogenen Mahlzeiten stabilisiert. Einige behaupten, es sei ungesund, beispielsweise 16 Stunden am Stück nichts zu essen, allerdings ist das nicht wahr. Von den 16 Stunden schlafen Sie idealerweise die Hälfte, sodass es de facto nur acht Stunden ohne Essen sind - das kann man recht gut verkraften.

Wenn man das Intervallfasten aber etwas freier anwenden möchte, kann man das Kalorienzählen erstmal beiseite lassen. Theoretisch reicht es, wenn Sie in der Essensphase ausgewogen essen und in der Fastzeit auf Essen verzichten. So haben Sie genug Energie für den Tag und sind nicht gereizt, weil Sie einfach nur durchgehend hungern müssen.

Die noch nicht benannten Vorteile des Intervallfastens sind darüber hinaus:

- **Die Muskelmasse wird nicht abgebaut.**

  Dadurch, dass Sie nicht hungern und der Körper ausreichend Nährstoffe bekommt (vor allen Dingen Eiweiß ist hierbei wichtig), greift der Körper nicht die Muskeln, sondern die Fettablagerungen an.

- **Es stellt sich kein Jojo-Effekt ein.**

  Da der Körper stets versorgt ist und sich nicht in einen Notstand dirigiert, stellt sich anschließend kein Jojo-Effekt ein. Wenn Sie also von der Fastenzeit in die Essensphase kommen, funktioniert der Stoffwechsel ganz normal und speichert nicht alles als Fett ab.

  Der Körper braucht eine gewisse Zeit, um sich an diesen Rhythmus zu gewöhnen. Es kann also durchaus passieren, dass Sie sich am Anfang unwohl fühlen, Schwindel verspüren oder Heißhungerattacken bekommen. Mit diesen Hinweisen sollten Sie während der Gewöhnungsphase auf jeden Fall arbeiten:

- Am Anfang sollten Sie sich nicht zu sehr überanstrengen oder ungewöhnliche Aktivitäten betreiben. Das bedeutet einfach: fangen Sie nicht damit an, für einen Marathon zu üben, während Sie sich in der Fastenzeit befinden, an die sich der Körper noch nicht gewöhnt hat.
- Viel trinken! Klingt banal, ist aber sehr wichtig, um den Körper intakt zu halten und mögliche Zusammenbrüche zu vermeiden. Wasserentzug ist in dieser Phase viel schlimmer als Essensentzug.
- Lassen Sie sich auf jeden Fall von einem Arzt beraten, wenn Sie unter Herzrhythmusstörungen oder anderen relevanten Erkrankungen leiden.
- Halten Sie die Essenszeiten ein; je regelmäßiger die Mahlzeiten kommen, desto besser kann sich Ihr Stoffwechsel auf die Ernährung einstellen. Versuchen Sie vor allen Dingen nicht, über die Fastenzeiten hinaus zu hungern. Auch wenn Ehrgeiz der Grund ist, führt es nur zu negativen Effekten.

# Die verschiedenen Fastenmethoden

Da es nicht eine einzige Fastenmethode gibt, sollte man zwischen den Methoden unterscheiden. Sie haben Vor- und Nachteile, die man vor allen Dingen in Hinsicht auf seine persönliche Lebensführung betrachten sollte. Abhängig vom Arbeits- und Schlafrhythmus sollten Sie sich für eine Methode entscheiden, die für Sie dauerhaft machbar erscheint.

## Stundenweise Fasten

Wie der Name bereits verrät, handelt es sich hierbei um eine Methode, bei denen die Fasten- und Essensphasen in bestimmte Stundenintervalle aufgeteilt werden. Diese Methode hat vor allen Dingen den Vorteil, dass Sie die Essensphase ganz bequem in Ihren Alltag einbauen können und die Fastenphase da anlegen, wo Sie beispielsweise sowieso zu tun haben. Wenn Sie sich sowieso auf der Arbeit befinden und bis zur Mittagspause keine vollwertige Mahlzeit zu sich nehmen, lassen Sie einfach die Snacks zwischendurch weg. Insofern ist Fasten keine richtige Diät, sondern ein Verzicht auf sowieso überflüssige Snacks.

Wichtig beim intermittierenden Fasten, das stundenweise gegliedert ist, ist der Rhythmus. Es geht vor allem um die gleichmäßigen Abstände, die bestenfalls strikt eingehalten werden. Je natürlicher die Abstände gewählt und an Ihren Alltag angepasst sind, desto einfacher können Sie diese einhalten. Dabei gibt es eine klassische Aufteilung von 16 Stunden Fastenphase und 8 Stunden Essensphase pro 24 Stunden.

Es gibt aber auch die Möglichkeit, in den 24 Stunden eine zwangzigstündige Fastenphase und eine vierstündige Essensphase einzulegen; allerdings ist diese Methode etwas schwieriger und nicht unbedingt vorteilhafter, weswegen sie nicht über alle Maße beliebt ist.

Wenn Sie bereits wissen, wie Sie Ihren Fastenplan zurechtlegen wollen, sollten Sie für eine gute Vorbereitung sorgen. Der Plan sollte sich vor allen Dingen mit Ihrem Arbeitsplan harmonieren und so funktionieren, dass Sie während Ihrer aktiven Phasen ausreichend Energie bekommen. Wie Sie Ihren Plan vorteilhaft konzipieren, erfahren Sie im Kapitel "16:8 Fasten".

## Tageweise Fasten

Wenn Sie sich dafür entscheiden, tageweise zu fasten, so können Sie sich die Tage, an denen Sie fasten, nur bedingt frei aussuchen. Die Fastentage sollten beispielsweise nicht zu nah aneinander liegen und eine gewisse Anzahl pro Woche nicht überschreiten. Zudem sollten Sie sich hierbei nicht für Tage entscheiden, an denen Sie sehr aktiv sind oder sehr viel zu tun haben.

Die Fastentage sind hierbei nicht nur bei der Gewichtsreduktion hilfreich, sondern können ebenso als Entschlackungs- bzw. Entgiftungstage betrachtet werden, nahezu wie Heilfasten, das im nächsten Abschnitt beleuchtet wird. An den Tagen, an denen gefastet wird, sollte man sehr viel Flüssigkeit zu sich nehmen. Durch die Flüssigkeit und ausbleibende Essenszufuhr, kann der Darm sowie die Leber, Nieren und andere lebenswichtige Organe Giftstoffe ausscheiden. Zudem kommt der Stoffwechsel in Schwung und wird für eine kurze Zeit in eine Art "Notstand" versetzt; dieser ist allerdings nicht so lang, als dass sich ein Jojo-Effekt einstellen würde.

Wichtig ist hierbei, ebenso wie beim Fasten, das stundenweise eingeteilt ist, eine gewisse Regelmäßigkeit, da der Körper sich an die Fastenphasen einstellen muss. Wenn daraus kein routinierter Vorgang erwächst, wird das Fasten nicht die erwünschte Wirkung entfalten können. Also sollten Sie Ihre Ziele realistisch setzen und sich Tage aussuchen, an denen Sie tatsächlich den Fastenplan einhalten können. Es sollte sich daher nicht um voll geplante Tage handeln, bei denen entweder Scheitern oder ein Kreislaufkollaps vorprogrammiert sind.

## Heilfasten

Das Fasten wird seit eh und je in den unterschiedlichsten Religionen praktiziert, insofern ist dieses Konzept keine Neuerfindung. Im religiösen Kontext dient es vor allen Dingen dazu, sich von seiner Begierde, in dem Fall für das Essen, zu befreien und seinen Geist dem Glauben zu widmen. Daher kann man das Fasten als eine Reinigung des Seele und die Wegfindung zu sich selbst beschreiben.

Das Heilfasten ist nicht mit religiösen Motiven verbunden, hat allerdings einen ähnlichen Hintergedanken. Es geht nicht nur darum, sich anderen Dingen zu widmen und für eine gewisse Zeit auf das Essen zu verzichten, sondern auch darum, seinen Körper zu reinigen. So soll beispielsweise der Magen-Darm-Trakt entschlackt und der gesamte Stoffwechsel im Körper regeneriert werden.

Das Konzept des Heilfastens dient aber nicht nur dem Wohl des Körpers, sondern auch dem Wohl des Geistes. Wenn man sich an regelmäßiges Heilfasten gewöhnt und der Körper sich darauf einstellt, verspüren viele Menschen eine gewisse Leichtigkeit im Körper und im Geist. Die Beschäftigung mit anderen Dingen sowie die Konzentration auf ggf. kreative Tätigkeiten soll dadurch erhöht werden. Dabei handelt es sich hierbei um eine gesunde Form des Fastens, denn die Zeitabstände des Verzichts sind nicht allzu groß.

Tatsächlich ist der vermutete Effekt wissenschaftlich nachweisbar: durch den Verzicht auf Essen werden vermehrt Endorphine ausgeschüttet. Sie wirken erheiternd und motivierend, weswegen die Konzentrationsfähigkeit auf willkommene Tätigkeiten sowie das allgemeine Wohlbefinden fühlbar gesteigert werden.

Es gibt unterschiedliche Formen des Heilfastens, manche hängen mit einem vollständigen Verzicht zusammen, andere reduzieren die Nahrungsaufnahme auf bestimmte Lebensmittel wie Säfte oder Molkeprodukte; hauptsächlich geht es darum, eine Ketose einzuleiten, ohne dem Körper damit zu schaden.

Unter Ketose versteht man einen Vorgang, bei dem der Körper aus Fett Bausteine produziert, die als Ersatz für Bausteine dienen, die wir durch die Lebensmittelverwertung aufnehmen. Sie nennen sich Ketonkörper. Ein hoher Anteil an Ketonkörpern im Blut bedeutet, dass der Körper Fettgewebe angreift. Man kann sich diesen Vorgang so vorstellen, als hätte man nichts mehr im Kühlschrank und würde zur Vorratskammer greifen. Auf diese Weise wird unerwünschter Speck aktiv verbrannt; und das nicht nur durch Bewegung, sondern vor allen Dingen durch den körpereigenen Stoffwechsel. Ein ähnlicher Vorgang wird im Übrigen eingeleitet, wenn man sich Paleo oder Low Carb ernährt.

Zudem sollen die Blutzuckerwerte und auch die Cholesterinwerte sinken, was ebenso als ein Vorteil des Heilfastens angeführt werden kann. So empfiehlt es sich nicht nur, wenn Sie abnehmen wollen, sondern auch, wenn Sie zu hohe Cholesterin- oder Blutdruckwerte haben, die damit zusammenhängen.

In manchen Konzepten für das Heilfasten wird empfohlen, ein bis zwei Tage Vorbereitungszeit einzulegen, damit der Körper sanft in die Fastenphase eingeführt wird. Bereits in den Vorbereitungstagen können Sie die Kalorienzufuhr langsam reduzieren und die Mengen an ballaststoffhaltigen Lebensmitteln steigern. Dabei ist es empfehlenswert, auf stark fetthaltige Speisen zu verzichten und magen- bzw. darmschonende Lebensmittel zu konsumieren. Verzichten Sie am besten auf Gerichte, die gebraten oder frittiert werden. Empfehlenswert sind Gerichte, die viel Rohkost enthalten oder gekocht bzw. mit Dampf zubereitet werden.

Um eine maximale Entschlackung bzw. Entgiftung im Magen-Darm-Trakt zu erreichen, können Sie in den entsprechenden Vorbereitungstagen eine “grundlegende Reinigung” durchführen. Hierfür eignen sich beispielsweise Abführmittel oder die unangenehme Version, ein Einlauf. So werden Bakterien und andere unerwünschte Restbestandteile herausgespült werden, um das Heilfasten effektiver zu gestalten. Eine so gründliche Vorbereitung ist aber nicht notwendig und kann theoretisch ausgelassen werden.

Es gibt einige Gruppen, die aus gesundheitlichen Gründen auf das Heilfasten verzichten sollten: dazu gehören vor allen Dingen Diabetiker Typ 1, da es zu Unterzuckerungserscheinungen bis hin zu Ketoazidose kommen kann, deren Folgen tödlich verlaufen können.

Zudem sollten Schwangere, Krebskranke und Untergewichtige auf keinen Fall auf eine ausgewogene, regelmäßige und ausreichende Ernährung verzichten, da es zu folgenschweren Mangelerscheinungen kommen kann. Für gesunde Menschen jedoch ist das Heilfasten jedoch gesundheitlich unbedenklich, sofern es in gemäßigten Zeiträumen stattfindet.

## 16:8 Methode

Das Intervallfasten hat sich innerhalb kürzester Zeit zu einem großen Trend entwickelt. Unter den verfügbaren Methoden hat sich unter anderem das stundenweise Fasten etabliert. Dabei essen Sie acht Stunden am Tag, wobei die restlichen 16 Stunden gefastet wird. In diesem Kapitel erhalten Sie die wichtigsten Informationen zu dieser Methode. Dabei gehen wir auf die anfänglichen Schwierigkeiten ein wie die Einteilung und Planung der Essens- und Fastenphasen sowie Tipps, wie man die Eingewöhnungsphase möglichst schonend überbrücken kann.

### Wie funktioniert das 16:8 Fasten?

Das 16:8 Fasten ist in zwei Phasen pro 24 Stunden eingeteilt: dabei wird acht Stunden lang gegessen und 16 Stunden lang gefastet. Klingt einfach, ist es im Prinzip auch. Ein irreführender Gedanke kann sich aber dennoch sehr einfach einschleichen: acht Stunden lang essen, was man will? Sie können natürlich nicht ununterbrochen essen.

Der Sinn des 16:8 Fastens ist es nicht, acht Stunden lang Chips in sich hineinzuschaufeln, um sie anschließend 16 Stunden lang verdauen zu können. Vielmehr geht es darum, in den 16 Stunden, in denen nicht gegessen wird, den Blutzuckerspiegel zu stabilisieren.

Immer, wenn wir Nahrung aufnehmen, wird sie verstoffwechselt, damit der Körper daraus Energie schöpfen kann. Man kann sich den Organismus aber mehr oder weniger wie ein nimmersattes Kind vorstellen, das nichts dem Zufall überlassen möchte: sobald er irgendwas in die Hände bekommt, egal ob er es braucht oder nicht, wird es irgendwie in sich hineingequetscht. So kommt es dazu, dass überschüssige Kalorien nicht einfach ausgeschieden werden, sondern als Fett abgespeichert werden.

Dieser Vorgang hat viel damit zu tun, was, wann und wie Sie etwas zu sich nehmen; jedes mal, wenn Sie Kohlenhydrate verstoffwechseln, wird Insulin ausgeschüttet. Wenn Insulin zu häufig oder in zu großen Mengen ausgeschüttet wird, schwankt der Blutzuckerspiegel. Damit kann auch ein erhöhter Cholesterinspiegel und Fettanteil im Körper zusammenhängen. Da es sich bei Insulin im Grunde genommen um ein Hormon handelt, kann man seine Ausschüttung regulieren und normalisieren.

Eine Methode hierfür ist das stundenweise Fasten nach der 16 zu 8 Methode. In der Essensphase wird möglichst ausgewogen und sättigend gegessen, in der Fastenphase wird der Blutzucker stabilisiert und die Insulinausschüttung eingestellt. So hat der Körper verlässliche Phasen, auf die er sich einstellen kann und sich entsprechend regulieren kann.

## Beste Zeiten

Man kann nicht pauschal sagen, welche Zeiten für welche Phase die besten Zeiten sind, da jeder Körper unterschiedlich funktioniert und solche Prozesse daher sehr individuell zu regeln sind. Wenn Sie sich für die 16:8 Methode entscheiden, müssen Sie zwangsläufig entweder auf das Frühstück oder das Abendessen verzichten; das bedeutet, dass ein Teil der Fastenphase sowieso auf die Schlafphase fällt (idealerweise ca. acht Stunden) und die restlichen acht Stunden auf den Tag kommen.

Manchen Menschen fällt es beispielsweise sehr schwer, auf das Frühstück zu verzichten, andere wiederum können mit einem knurrenden Magen kein Auge zudrücken. Sie sollten daher bei Ihrer Planung körpereigene Prozesse berücksichtigen und überlegen, auf welche Mahlzeit Sie eher verzichten können.

Im Allgemeinen sind sich Ärzte und Ernährungsberater nicht einig, ob man eher auf das Frühstück oder das Abendessen verzichten sollte. Einige sagen, dass das Frühstück die wichtigste Mahlzeit des Tages ist, da sie den Stoffwechsel ankurbelt und Energie für den Tag verleiht. Andere wiederum sagen, dass es in Ordnung ist, wenn die erste Insulinausschüttung gegen Mittag stattfindet und anschließend vor dem zu Bett Gehen, da der Blutzuckerspiegel nachts nicht zu tief sinken sollte.

Letztendlich ist es sinnvoll, auf seine Intuition zu vertrauen und zu schauen, mit welchen Zeiten man sich wohl fühlt. Einen großen Einfluss auf die Planung hat natürlich der Arbeitsplan und welche Art von Tätigkeit Sie beruflich ausüben. Wenn Sie beispielsweise eine eher körperlich passive Tätigkeit ausüben, dann können Sie auf die Mahlzeit vor dem Mittagessen verzichten (vorausgesetzt, Sie können sich konzentrieren, ohne gefrühstückt zu haben).

Wenn Sie allerdings einer körperlich anstrengenden Arbeit nachgehen, sollten Sie Ihren Körper vor der Arbeit mit ausreichend Energie versorgen, damit Sie nicht zusammenbrechen. Der Körper braucht nämlich Energie, um körperliche Arbeit zu verrichten und verbraucht währenddessen Kalorien. Diese sollten Sie auf jeden Fall beim täglichen Kalorienbedarf und den entsprechenden Mahlzeiten berücksichtigen, aber auch bei der Planung der Essens- und Fastenzeiten.

## Fastenperiode

Wie bereits erläutert, ist es wichtig, dass Sie während der Fastenzeit nur Flüssigkeit zu sich nehmen, diese aber in ausreichenden Mengen. Sie sollten mindestens 2 Liter Flüssigkeit zu sich nehmen; Flüssigkeit bedeutet in dem Fall Wasser, ungesüßter Kaffee oder Tee. Gemüse- oder Geflügelbrühe sind ebenso erlaubt, allerdings sollten Sie keine Instantbrühe verwenden, da sie meistens einfachen Zucker enthält, was kontraproduktiv ist.

Zu Beginn des Fastens kann es dazu kommen, dass Sie Schwindel verspüren. Bis der Körper sich an die neue Ernährungsform gewöhnt hat, sollten Sie ihn nicht zu sehr auf die Folter spannen: es ist nicht nur ungesund, sondern macht auch schlechte Laune. Gut, dass es ein paar Snacks gibt, die Sie in kleinen Mengen zu sich nehmen können, um den knurrenden Magen zu beruhigen.

## Essensphase

In der Essensphase gibt es lebensmitteltechnisch nur wenige Einschränkungen: viel eher gelten dort die Empfehlungen, die auch sonst ratsam sind. Essen Sie vor allen Dingen langkettige Kohlenhydrate, ballaststoffreiche Lebensmittel und vitaminreiche Mahlzeiten. Aber im Prinzip sind Schnitzel, Burger, Pizza und andere Leckereien auch erlaubt; sogar Nachtisch ist nicht verboten.

Wichtig ist es, wie bereits erwähnt, Kalorien in adäquaten Mengen zu sich zu nehmen. Das bedeutet, dass Sie sich nicht überfressen sollten, sondern dennoch auf einen korrekten Kalorienverbrauch bzw. -zufuhr achten sollten.

Empfehlenswert ist eine achtstündige Essensphase zwischen 11 und 19 Uhr. Sie kann aber nach Belieben geschoben werden. Wenn Sie beispielsweise um 8 Uhr unbedingt frühstücken müssen, dann dürfen Sie bereits nach 16 Uhr nichts mehr essen. Das ist aber nicht unbedingt empfehlenswert, wenn Sie beispielsweise zwischen 10 und 18 Uhr arbeiten, da Sie sehr wahrscheinlich mit einem knurrenden Magen ins Bett gehen müssen.

Wenn sie Ihre Essensphase zwischen 11 und 19 Uhr einlegen, können Sie ein kleines Frühstück um 11 Uhr zu sich nehmen, zwischen 14 und 15 Uhr zu Mittag essen und anschließend gegen 18:30 zu Abend essen, damit Sie pünktlich um 19 Uhr wieder fasten können. Natürlich muss dieser Plan zu Ihrer Lebensweise passen. Vitamin- und nährstoffreiche Gerichte für das Frühstück sowie Mittag- und Abendessen finden Sie im weiteren Verlauf des Buches!

## Was muss man beachten?

Wenn Sie ein großer Kaffeefan sind, sollten Sie sich ausschließlich schwarzem Kaffee zuwenden oder sich auf höchstens einen Teelöffel Milch pro Tasse beschränken. Ein Cappuccino oder Latte Macchiato lässt den Blutzuckerspiegel ansteigen und gehört somit nicht in die Fastenphase.

## Tipps

**Gurken und Kohlrabisticks** können Sie während der Fastenphase zu sich nehmen: diese Gemüsearten enthalten kaum Kalorien und vor allen Dingen kaum Kohlenhydrate, sodass sie den Blutzuckerspiegel bzw. den Insulinspiegel nicht beeinflussen.

Auch 1 Esslöffel **Hüttenkäse, ein hart gekochtes Ei oder 60 g Edamame-Bohnen** sind erlaubt. Allerdings sollten Sie beachten, dass sich diese Snacks nicht addieren lassen: Sie müssen sich für einen oder zwei davon entscheiden und auch die Mengen relativ niedrig halten. Sie sollten nicht mehr als 60 Kalorien während der Fastenphase zu sich nehmen.

Wenn Sie Sport machen, können Sie diesen ca. eine halbe Stunde vor der Fastenphase einbauen oder vor dem Abendessen. Dann haben Sie noch genug Energie für körperliche Aktivitäten und verbrennen im Schlaf Kalorien!

## Erfahrung / Fazit

Erfahrungsgemäß ist das 16:8 Fasten eine sehr alltagsfreundliche Methode, an die man sich schnell gewöhnen kann, ohne dass man sich zu Tode hungern muss. Darüber hinaus kann man das Überangebot an Essen an sich vorbeiziehen lassen und bekommt eine gesunde Einstellung zu Lebensmitteln bzw. ein Auge dafür, was dem Körper wirklich gut tut. Auf Dauer kann man mit dieser Methode nicht nur abnehmen, sondern auch die Konzentrationsfähigkeit sowie das allgemeine Wohlbefinden steigern, ohne dauerhaft auf geliebte Gerichte und Lebensmittel verzichten zu müssen.

## 5:2 Methode

Bei der 5:2 Methode wird zwei Tage die Woche gefastet und fünf Tage die Woche ganz normal, idealerweise ausgewogen und nährstoffreich, gegessen. Diese Methode sorgt laut Expertenmeinung für eine stärkere Ketose, also eine effektivere Fettverbrennung, weil der Körper über einen längeren Zeitraum einen sehr niedrigen Insulinspiegel hat.

### Wie funktioniert das 5:2 Fasten?

Die 5:2 Methode ähnelt in gewissermaßen dem Konzept des Heilfastens: an zwei Tagen die Woche wird vollständig auf Essen verzichtet, damit der Körper sich entgiften, entschlacken und regenerieren kann. An diesen Tagen wird ausschließlich getrunken.

Dadurch, dass über einen Mindestzeitraum von 24 Stunden keine Energie zugeführt wird und der Insulinspiegel dadurch konstant niedrig bleibt, greift der Körper das eigene Fett an und leitet eine Ketose ein.

Auch beim 5:2 Fasten sollten Sie auf eine vernünftige Kalorienzufuhr während der Essenszeiten achten. Es sollte sich um ein relativ ausgewogenes Essverhalten handeln: an fünf Tagen wird ausgewogen gegessen, an Fastentagen sollten nicht mehr als 500 bis 600 Kalorien aufgenommen werden. Wie sich diese 500 bis 600 Kalorien zusammensetzen sollten, erfahren Sie in den nächsten Kapiteln.

## Beste Zeiten

Zwar handelt es sich hierbei um eine effektive Methode, die aber im Alltag eher unpraktisch erscheint: an fünf Tagen die Woche wird in der Regel gearbeitet. Da ist je nach Tätigkeit Energie gefragt, weswegen vollständiger Verzicht auf Essen in der Regel nicht infrage kommt. Das würde bedeuten, dass man am Wochenende fasten muss. So hätte man am Wochenende nicht mehr die Möglichkeit, Essen zu gehen oder sich tatsächlich aktiv zu betätigen, da man durch die Fastenphase womöglich etwas schlapp ist.

Grundsätzlich gilt aber, dass die Fastentage da liegen sollten, wo nicht übermäßig viel körperliche Aktivität gefragt ist. Wenn Sie beispielsweise im Büro arbeiten oder eine sehr passive Tätigkeit haben, können Sie die Fastentage im Prinzip auch auf Arbeitstage legen und anschließend am Wochenende körperliche Betätigung einplanen.

## Fastenperiode

Während der Fastenperiode bei der 5:2 Methode sollten Sie nicht mehr als 500 bis 600 Kalorien im Zeitfenster von 24 Stunden zu sich nehmen. Sie können diese beispielsweise auf Frühstück, Mittagessen und Abendessen aufteilen und kleine Portionen zu sich nehmen, die aber lange satt halten. Sie können sich beispielsweise drei entsprechende Rezepte aus diesem Buch aussuchen, aber keine ganze Portion essen, sondern nur eine halbe bzw. ein Drittel; je nachdem, wie viele Kalorien eine vollwertige Portion enthält.

Dabei sollten darin ausreichend Eiweiße, Fette und Kohlenhydrate enthalten sein; da Kohlenhydrate mitunter am kalorienlastigsten sind, sollten Sie davon nicht zu viele zu sich nehmen. Darüber hinaus sollte es sich um langkettige Kohlenhydrate wie Vollkorn handeln. Insgesamt sollten die Mahlzeiten vor allen Dingen aus Gemüse bestehen, da es sättigt und auch in großen Mengen relativ wenige Kalorien enthält.

Während der Fastenperiode sollten Sie ausreichend Flüssigkeit zu sich nehmen, um den Stoffwechsel in Schwung zu halten.

## Essensphase

Während der Essensphase gibt es an sich keine Einschränkungen: Sie können alles essen, was gesund ist und in Mengen, die Sie satt machen. Wenn Sie allerdings einen spürbaren Abnehmeffekt erzeugen wollen, sollten Sie sich an den entsprechenden Tagesbedarf an Kalorien halten und vitamin- sowie nährstoffreiche Mahlzeiten zu sich nehmen.

Denn nicht nur die Fastenperiode entscheidet über den Erfolg des Intervallfastens, sondern auch die Essensperiode: es handelt sich nicht um eine einfache Möglichkeit, trotz ungesunder Ernährung, einfach und schnell ein paar Kilos zu verlieren. Es geht vielmehr um eine kontrollierte Ernährungsweise, die dem Körper dabei hilft, überschüssige Pfunde zu verbrennen. Das funktioniert aber nicht, wenn während der Essensphasen Chips, Schokoriegel und andere Essenssünden konsumiert werden.

## Was muss man beachten?

Alkohol ist eine Kalorienbombe, Bier wirkt sich vor allen Dingen auf den Insulinspiegel aus. Daher sollten Sie in den Fastentagen nicht nur auf stark kohlenhydrathaltige Speisen verzichten, sondern auch auf Alkohol.

## Tipps

Einen der beiden Fastentage können Sie auf den Montag legen - nach einem durchzechten Wochenende, an dem Sie womöglich schön Essen waren, kann ein Fastentag die Waage schnell wieder ins Gleichgewicht bringen und für ein wohliges Gefühl im Körper sorgen.

Wenn Sie zu einem Geburtstag oder zum Essen eingeladen sind, sollten Sie den Fastentag damit nicht kollidieren lassen - genießen Sie den Abend, verlegen Sie den Fastentag.

## Erfahrung / Fazit

Erstaunt berichten einige, die die 5:2 Methode ausprobiert haben davon, wie gut man von 500 bis 600 Kalorien satt werden kann. So empfinden es weniger Menschen als erwartet die Fastentage als unerträglich oder lästig. Im Gegenteil berichten viele von einem erleichternden Gefühl und einer erhöhten Konzentration. Zudem erfordert die 5:2 Methode in der Regel weniger Planung als die 16:8 Methode.

## 16:8 oder 5:2 Methode?

Für welche Methode Sie sich entscheiden, hängt davon ab, welche Präferenzen und Lebensweise Sie haben - eine pauschale Empfehlung lässt sich daher nicht machen. Die 5:2 Methode wird häufig als effektiver beschrieben, aber wird im Schnitt seltener konsequent durchgehalten. Die 16:8 Methode ist weniger effektiv, die Erfolge zeigen sich langsamer - dafür wird diese Form zu Fasten häufig länger durchgehalten.

Sie sollten als überlegen, welches Ziel Sie vor Augen haben und welche der Methoden Sie zum Ziel führt. Sie sollten aber nie ein schnelles und einfaches Abnehmen im Visier haben; schnelle Erfolge können schnell zu schnellen Misserfolgen werden. Stattdessen sollten Sie auf eine schonende Methode setzen, die Sie voraussichtlich dauerhaft meistern können.

Im Folgenden finden Sie 30 Rezepte, die Sie während der Essensphasen einsetzen können. Sie enthalten anteilig alle Nährstoffe, die Sie für eine ausgewogene Ernährung brauchen und sind so konzipiert, dass sie für das Intervallfasten gut zu gebrauchen sind. Guten Appetit!

# FRÜHSTÜCK

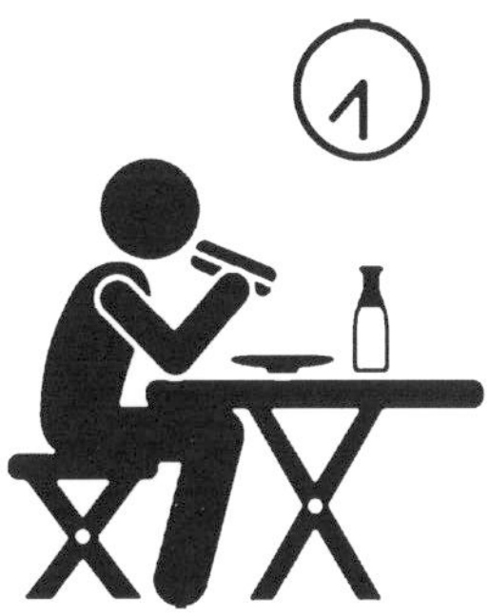

# MAGERQUARK MIT BEEREN

**Dauer: 2 Minuten | eine Portion**

## Zutaten:

- 200 g Magerquark
- 50 g Beeren (Erdbeeren, Brombeeren, Heidelbeeren o.ä.; frisch oder TK)
- Süßstoff oder Honig nach Geschmack

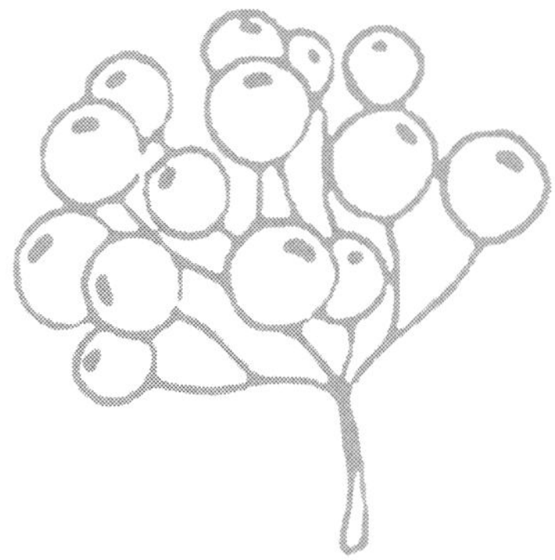

## Zubereitung:

| | |
|---|---|
| 1 | Magerquark in eine Schüssel geben. |
| 2 | Die Beeren in einen Mixer geben. Honig hinzugeben und zu einer einheitlichen Beerenmasse verarbeiten. |
| 3 | Die Beerenmasse unter den Quark geben und zu einer homogenen Masse verrühren. |
| 4 | Sie können nach Geschmack ebenso frische Minzblätter, Zimt oder Vanillearoma hinzugeben. |

**Nährwerte:** 210 kcal | 35 g Eiweiß | 0,3 g Fett | 12 g Kohlenhydrate

Dauer: 15 Minuten | eine Portion

## Zutaten:

- 2 Eier
- ein Schuss Reisessig
- eine Prise Zucker oder Süßstoff
- Salz, Pfeffer nach Geschmack
- 2 Scheiben Räucherlachs
- Schnittlauch nach Geschmack
- etwas Öl zum Braten

## Zubereitung:

| | |
|---|---|
| 1 | Die Eier in eine Schüssel geben und gut schlagen, bis eine homogene Masse entsteht. |
| 2 | Reisessig, Zucker, Salz und Pfeffer hinzugeben und nochmal gut durchrühren. |
| 3 | Etwas Öl in der Pfanne erhitzen und die Eiermasse hineingeben. Das Omelett auf einer Seite gut ziehen lassen, anschließend wenden. |
| 4 | Sobald das Omelett fertig ist, servieren Sie dieses mit dem Räucherlachs und fein gehackten Schnittlauch. |

**Nährwerte:** 290 kcal | 28 g Eiweiß | 29 g Fett | 3 g Kohlenhydrate

# KIWI-CHIA-PUDDING

Dauer: 5 Minuten + Ziehzeit ca. 8 Stunden | eine Portion

## Zutaten:

- 2 Kiwis (reif)
- 3 EL Joghurt
- 2 EL Chiasamen
- Süßstoff oder Honig nach Geschmack

## Zubereitung:

| | |
|---|---|
| 1 | Kiwi aus der Schale löffeln und das Fruchtfleisch in einen Mixer geben. |
| 2 | Honig und Joghurt hinzugeben. Alles pürieren, bis sich eine einheitliche Masse ergibt. |
| 3 | Frucht-Joghurt-Masse in eine Schüssel geben, Chiasamen unterheben. |
| 4 | Stellen Sie die Schale in den Kühlschrank und lassen Sie die Chiasamen über Nacht ziehen, damit sie ausreichend ziehen können. |

**Nährwerte:** 160 kcal | 7 g Eiweiß | 8 g Fett | 36 g Kohlenhydrate

# HAFERBREI MIT APFEL UND ZIMT

Dauer: 15 Minuten | eine Portion

## Zutaten:

- 4 EL Haferflocken
- 400 ml Milch oder Hafermilch
- 1 Apfel
- ¼ TL Zimt
- 1 EL Honig

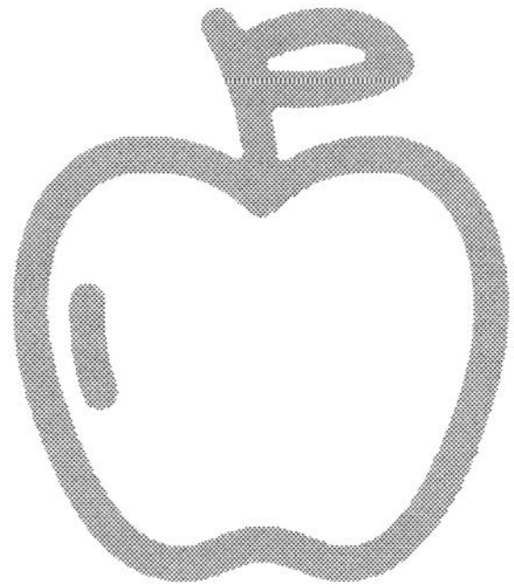

## Zubereitung:

| | |
|---|---|
| 1 | Apfel schälen und in kleine Würfel schneiden. Honig in einem kleinen Topf zergehen lassen und die Apfelstücke hinzugeben. |
| 2 | Zimt hinzugeben und Äpfel im Honig bei geringer Hitze karamellisieren lassen. |
| 3 | Währenddessen die Haferflocken in der Milch aufkochen und direkt vom Herd nehmen. Zugedeckt ca. 5 Minuten lang ziehen lassen. |
| 4 | Karamellisierte Äpfel unter den Brei heben und gut durchrühren. Nach Geschmack mit mehr Zimt oder Honig abschmecken. |

**Nährwerte:** 290 kcal | 6 g Eiweiß | 8 g Fett | 18 g Kohlenhydrate

# THUNFISCHSANDWICH

Dauer: 5 Minuten | eine Portion

## Zutaten:

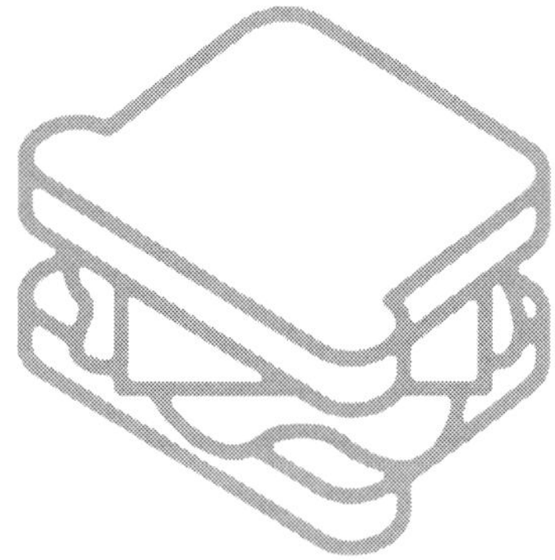

- ½ Dose Thunfisch
- 2 TL Mascarpone
- 1 TL Mayonnaise
- einige Kapern
- ein paar Tropfen Zitronensaft
- Salz, Pfeffer nach Geschmack
- 1 Salatblatt
- 2 Scheiben Vollkorntoastbrot

## Zubereitung:

| | |
|---|---|
| 1 | Den Thunfisch abtropfen, in eine kleine Schüssel geben. Mit Mascarpone, Mayonnaise, Kapern, Salz, Pfeffer und Zitronensaft zu einer Masse verrühren. |
| 2 | Toastscheiben knusprig toasten und auf je einer Seite mit der Thunfischmasse bestreichen. In zwei Dreiecke schneiden und genießen. Eignet sich auch super zum Mitnehmen! |

**Nährwerte:** 180 kcal | 14 g Eiweiß | 11 g Fett | 10 g Kohlenhydrate

Dauer: 20 Minuten | eine Portion

## Zutaten:

- 200 g Magerquark
- 1 Ei
- 2 EL Mehl
- Süßstoff oder Honig nach Geschmack
- eine Prise Salz
- Zimt nach Geschmack
- Öl zum Braten
- 50 ml Joghurt
- ½ Vanilleschote oder Vanillearoma

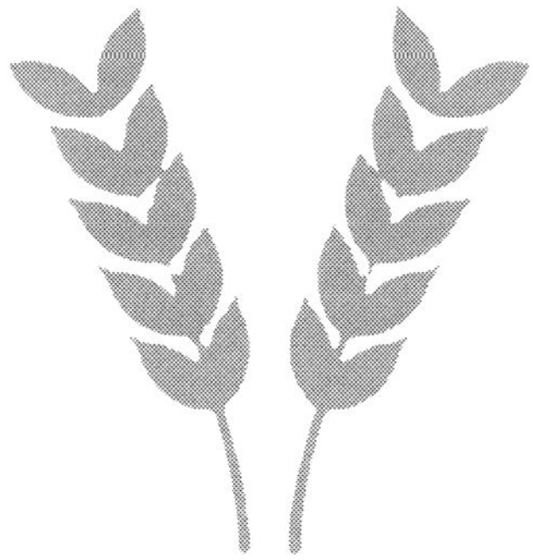

## Zubereitung:

| | |
|---|---|
| 1 | Magerquark, das Ei, Mehl, Honig, Zimt und Salz zu einer homogenen Masse vermengen. Etwas Öl in der Pfanne erhitzen. |
| 2 | Aus je einer Handvoll Quarkmasse Bratlinge formen und diese auf beiden Seiten goldbraun anbraten. |
| 3 | Joghurt und Vanillemark zu einer Soße verrühren. Bratlinge mit Joghurt-Vanille-Soße servieren. |

**Nährwerte:** 230 kcal | 25 g Eiweiß | 9 g Fett | 11 g Kohlenhydrate

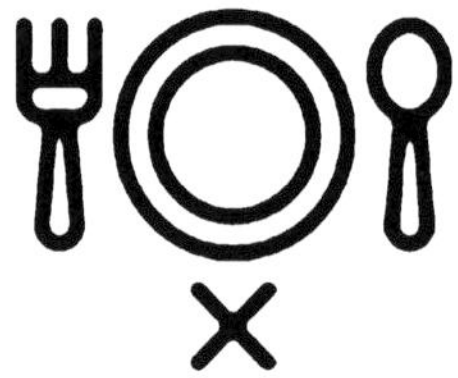

# MITTAGESSEN

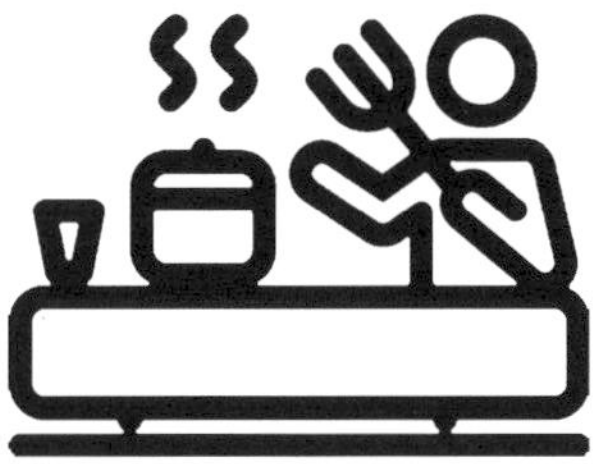

# CHAMPIGNON-CREME-SUPPE

**Dauer: 20 Minuten | eine Portion**

## Zutaten:

- 200 g Champignons
- 1 EL Margarine oder Butter
- 1 EL Mehl
- 1 Zwiebel
- 450 ml Hühnerbrühe
- Salz, Pfeffer nach Geschmack
- 50 g Saure Sahne
- Öl zum Braten

## Zubereitung:

| | |
|---|---|
| 1 | Zwiebel schälen und in kleine Würfel schneiden. Öl im Topf erhitzen und die Zwiebeln glasig braten. |
| 2 | Champignons abbürsten und in Scheiben schneiden. Zu den Zwiebelwürfeln hinzugeben und kurz mit anbraten. |
| 3 | In einem separaten Topf Butter zergehen lassen und bei geringer Hitze das Mehl einrühren, bis sich eine Mehlschwitze bildet. |
| 4 | Pilz-Zwiebel-Masse in die Mehlschwitze geben und gut umrühren. Mit Brühe ablöschen und aufkochen. Köcheln lassen, bis sich eine sämige Masse bildet. Mit Salz und Pfeffer würzen, saure Sahne hinzugeben und alles nochmal gut vermengen. |

**Nährwerte:** 280 kcal | 7 g Eiweiß | 14 g Fett | 12 g Kohlenhydrate

# KARTOFFEL-RADIESCHEN-SALAT



Dauer: 30 Minuten + ca. 2 Stunden Ziehzeit | 4 Portionen

## Zutaten:

- 1 kg Kartoffeln, festkochend
- 1 Bund Radieschen
- 1 Zwiebel
- 50 ml Weißweinessig
- 1 EL Senf, mild
- 1 TL Zucker oder Süßstoff
- Salz, Pfeffer nach Geschmack
- 150 ml Gemüsebrühe
- 100 g Creme Fraiche
- 1 EL Butter

## Zubereitung:

| | |
|---|---|
| 1 | Kartoffeln abspülen. In einen Topf mit kaltem Wasser geben und aufkochen lassen, Salz hinzugeben. Anschließend kochen, bis die Kartoffeln gar sind. |
| 2 | Radieschen vom Grün trennen und in dünne Scheiben schneiden. In eine Schüssel geben. |
| 3 | Zwiebel schälen und in kleine Würfel schneiden. In einem kleinen Topf Butter zergehen lassen und die Zwiebeln darin glasig braten. Die Zwiebeln mit Weißweinessig und Gemüsebrühe ablöschen. |
| 4 | Kartoffeln pellen und in Scheiben schneiden. Zu den Radieschen hinzugeben, Dressing hinzugeben und alles gut durchrühren. |
| 5 | Creme Fraiche, Salz und Pfeffer hinzugeben und alles nochmal kräftig durchrühren. |
| 6 | Den Kartoffelsalat ca. 2 Stunden lang im Kühlschrank ziehen lassen. |

**Nährwerte:** 360 kcal | 6 g Eiweiß | 11 g Fett | 22 g Kohlenhydrate

# CURRY-GEMÜSE-PFANNE

Dauer: 20 Minuten | zwei Portionen

## Zutaten:

- 1 Zucchini
- 1 Möhre
- 2 Pak Choi-Köpfe
- 1 Zwiebel
- 1 EL Currypaste, rot oder gelb
- ½ Becher Kokosmilch
- Baharat-Gewürz nach Geschmack
- 1 EL Sojasoße
- Pfeffer nach Geschmack
- Sesamöl zum Braten
- 1 EL Sesamsamen
- ca. 0,5 cm Ingwer
- 2 Knoblauchzehen

## Zubereitung:

| | |
|---|---|
| 1 | Zucchini waschen und in Scheiben schneiden. Pak Choi waschen, grüne Blätter abzupfen und zur Seite legen, den Rest in gleich große Stücke schneiden. Möhren in Streifen schneiden, die Zwiebel schälen und in Ringe schneiden. |
| 2 | Etwas Sesamöl in der Pfanne erhitzen und die Currypaste hinzugeben. Anbraten, bis die Currypaste das volle Aroma entfaltet. Knoblauch und Ingwer hineinpressen und kurz mit anbraten. |
| 3 | Zunächst Zwiebelringe hineingeben, anschließend Möhrenstreifen, ca. 1 Minute später Zucchinischeiben hinzufügen und alles ca. 5 Minuten lang braten. |
| 4 | Pak Choi Stiele hinzugeben, das Grün liegen lassen. Ca. 1 Minute lang mit anbraten, anschließend mit Sojasoße und Kokosmilch ablöschen. Mit Baharat würzen. |
| 5 | Die Pfanne zudecken und das Gemüse ca. 5-7 Minuten köcheln lassen. Anschließend das Grün hineingeben und ca. 1 Minute lang mitköcheln, Pfanne vom Herd nehmen. |
| 6 | Sie können das Curry-Gemüse mit Reis servieren. |

**Nährwerte:** 370 kcal | 10 g Eiweiß | 15 g Fett | 11 g Kohlenhydrate

# LACHS AUS DEM OFEN

Dauer: 5 Minuten + 20 Minuten Zubereitungszeit | eine Portion

## Zutaten:

- 200 g Lachs, frisch
- ca. 1 cm Ingwerwurzel
- 2 Knoblauchzehen
- 2 EL dunkle Sojasoße
- etwas Sesamöl

## Zubereitung:

| | |
|---|---|
| 1 | Die Haut vom Lachs abziehen, falls diese noch dran ist und den Lachs in einer Backform auslegen. |
| 2 | Schälen Sie den Ingwer und schneiden Sie ihn in dünne Scheiben. Knoblauch ebenso in dünne Scheiben schneiden oder fein hacken. |
| 3 | Den Lachs mit etwas Sesamöl und Sojasoße bepinseln, Ingwer und Knoblauch darauf anrichten. |
| 4 | Ofen auf 170 Grad Ober-/Unterhitze vorheizen. Den Lachs ca. 15-20 Minuten fertig garen. |
| 5 | Sie können den Lachs mit Reis oder frischem Brot sowie Ihrem Lieblingsgemüse servieren. |

**Nährwerte:** 210 kcal | 22 g Eiweiß | 14 g Fett | 2 g Kohlenhydrate

Dauer: 20 Minuten | eine Portion

## Zutaten:

- 100 g Couscous
- ½ Gurke, frisch
- 6-7 Minzblätter, frisch
- ¼ Kümmel, ganz, zerstoßen
- Salz, Pfeffer
- etwas Olivenöl
- 4 Cherrytomaten
- 2 Zweige Petersilie, nur die Blätter

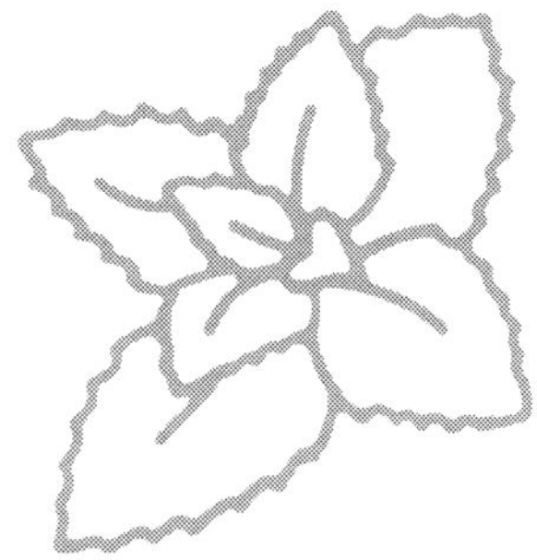

## Zubereitung:

| | |
|---|---|
| 1 | Setzen Sie den Couscous wie auf der Packung angegeben an und garen Sie diesen, wie darauf beschrieben. |
| 2 | Gurke schälen und in sehr kleine Würfel schneiden. Optional können Sie das Kerngehäuse herauskratzen. Tomaten ebenso in kleine Stücke schneiden, Saft auffangen. |
| 3 | Minzblätter und Petersilie fein hacken und zu den Gurken und Tomaten hinzugeben. |
| 4 | Kräuter-Gemüse-Mischung zusammen mit dem Tomatensaft mit dem Couscous vermengen und ca. 5 Minuten lang ziehen lassen, bis der Couscous das Aroma aufgenommen hat. Dazu können Sie beispielsweise Oliven oder eingelegte Peperoni servieren. Das Gericht eignet sich auch perfekt als Mittagessen to go! |

**Nährwerte:** 185 kcal | 5 g Eiweiß | 9 g Fett | 25 g Kohlenhydrate

# BLÄTTERTEIG-QUICHE MIT BROKKOLI UND ZIEGENKÄSE



Dauer: 30 Minuten | 4 Portionen

## Zutaten:

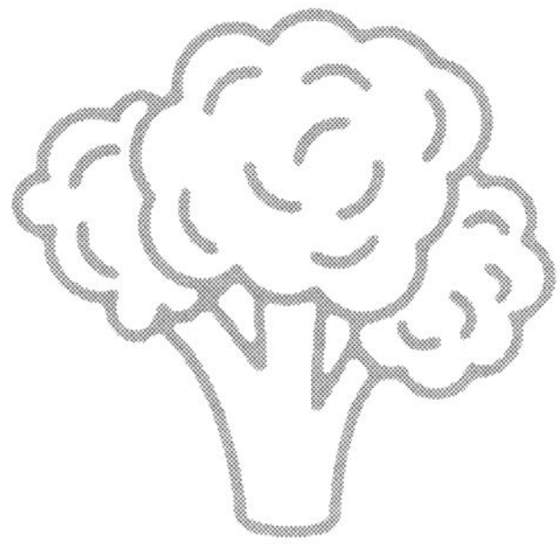

- 1 Brokkoli
- 2 Eier
- 1 Rolle Ziegenkäse, streichzart
- 1 Becher Creme Fraiche
- Salz, Pfeffer nach Geschmack
- 100 ml Schlagsahne
- 70 g Parmesan, fein gerieben
- 1 Rolle Blätterteig
- etwas Thymian, frisch
- Butter zum Bestreichen

## Zubereitung:

| | |
|---|---|
| 1 | Brokkoli in Röschen aufteilen und sehr gründlich durchspülen. Salzwasser in einem Topf aufkochen und Brokkoliröschen blanchieren. Sie sollten noch bissfest und knackig sein. |
| 2 | Solange eine Backform mit Butter bepinseln und den Blätterteig darin auslegen. Backofen auf 180 Grad Ober-/ Unterhitze vorheizen und den Teig ca. 5 Minuten vorbacken. |
| 3 | Verquirlen Sie Eier, Ziegenkäse, Creme Fraiche, Schlagsahne, Thymian, Parmesan, Salz und Pfeffer zu einer einheitlichen Masse. |
| 4 | Brokkoliröschen unter die Ziegenkäse-Eiermasse heben und auf den Blätterteig geben. Ca. 20-25 Minuten ausbacken, bis die Masse stichfest und der Teig knusprig ist. Am besten schmeckt das Quiche noch warm! |

**Nährwerte:** 340 kcal | 13 g Eiweiß | 23 g Fett | 16 g Kohlenhydrate

# QUINOA-BOWL MIT SPINAT UND THUNFISCH

Dauer: 20 Minuten | eine Portion

## Zutaten:

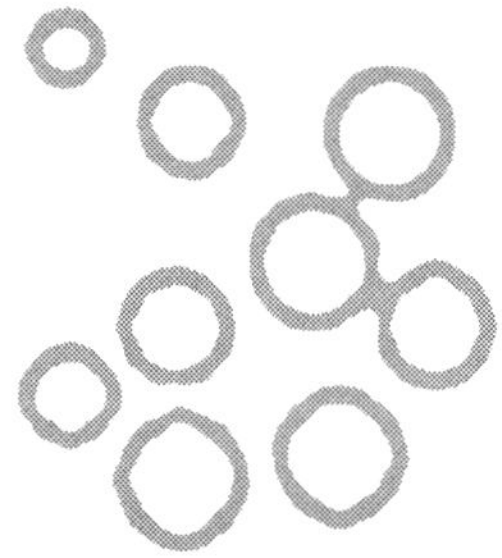

- 120 g Quinoa
- 200 g Spinat, frisch
- 1 Zwiebel, rot
- 2 EL Weißweinessig
- 5 EL Olivenöl
- 2 EL Brühe
- 1 Dose Thunfisch
- 1 EL Senf
- 1 EL Honig
- Salz, Pfeffer nach Geschmack

## Zubereitung:

| | |
|---|---|
| 1 | Bereiten Sie Quinoa nach Packungsanleitung zu und lassen Sie es solange abkühlen. |
| 2 | Zwiebel schälen und in sehr kleine Würfel hacken. Etwas Öl in einem Topf erhitzen und die Zwiebel darin anschwitzen. Spinat hinzugeben und solange garen lassen, bis er zusammenfällt. Nach Bedarf einen kleinen Schuss Wasser hinzugeben, falls der Spinat anbrennen sollte. Salzen und pfeffern Sie die Spinat-Zwiebel-Masse nach Geschmack. Thunfisch abtropfen, zerkleinern und kurz mit dem Spinat aufwärmen. |
| 3 | Spinat-Thunfisch-Masse unter Quinoa heben und die Bowl gut durchrühren. |
| 4 | Olivenöl, Senf, Weißweinessig und Honig zu einem Dressing vermengen und in die Bowl geben, alles nochmal gut vermengen. |

**Nährwerte:** 230 kcal | 12 g Eiweiß | 8 g Fett | 11 g Kohlenhydrate

# ZUCKERERBSENPFANNE MIT SCHINKEN

**Dauer: 15 Minuten | eine Portion**

## Zutaten:

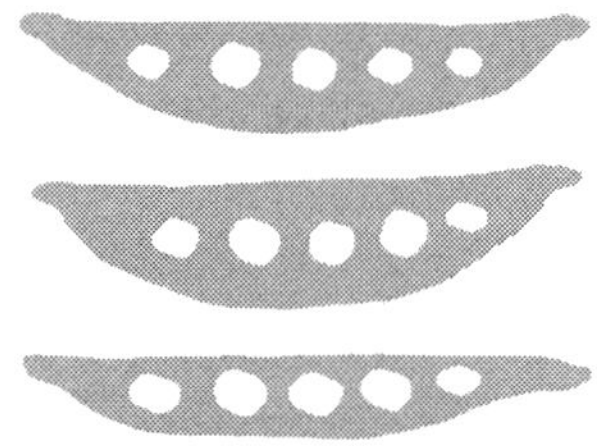

- 250 g Zuckererbsenschoten
- etwas Öl zum Braten
- 100 g Kochschinken
- 1 Zwiebel
- Salz, Pfeffer nach Geschmack
- 1 EL dunkle Sojasoße
- 1 Knoblauchzehe, gepresst
- 50 ml Sahne
- eine Prise Muskatnuss

## Zubereitung:

| | |
|---|---|
| 1 | Schneiden Sie den Schinken in feine, dünne Streifen. Zwiebel schälen und in kleine Würfel schneiden. Zuckererbsen gut abspülen und ggf. halbieren. |
| 2 | Etwas Öl in der Pfanne erhitzen und Zwiebeln anschwitzen, bis sie glasig sind und das Aroma entfaltet haben. Knoblauch hinzugeben und kurz mitgaren. Zuckerschoten mit anbraten, nach ca. 2 Minuten Schinken hinzugeben und weitere 2 Minuten braten. |
| 3 | Mit Sahne und Sojasoße auffüllen und weitere 3 Minuten köcheln. Die Zuckererbsen sollten am Ende der Garzeit noch bissfest und knackig sein, daher sollten Sie die Zutaten bei nicht allzu großer Hitze köcheln lassen. Mit Salz und Pfeffer abschmecken. Dazu können Sie Nudeln oder Reis servieren. |

**Nährwerte:** 180 kcal | 8 g Eiweiß | 11 g Fett | 5 g Kohlenhydrate

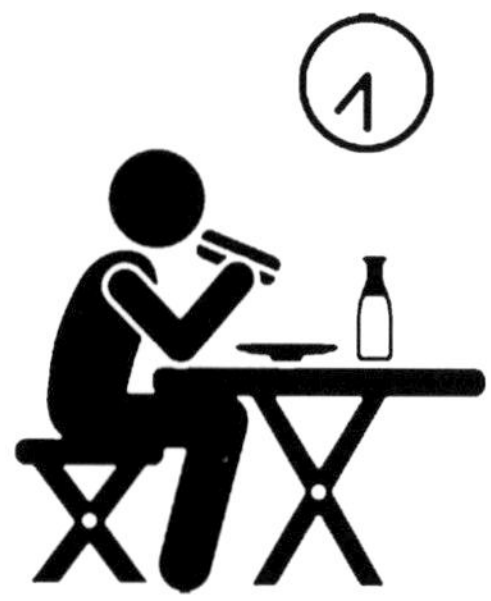

# ABENDESSEN

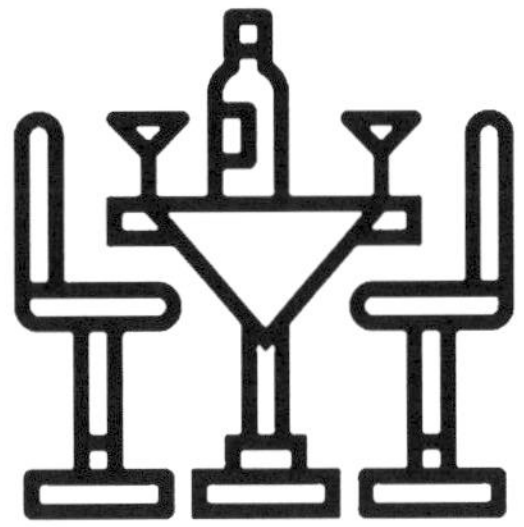

Dauer: 25 Minuten | eine Portion

## Zutaten:

- 1 mittelgroßes Kabeljaufilet
- 1 kleine Chilischote
- 1 Zucchini
- 1 Möhre
- 100 g Stangenbohnen
- 1 Zwiebel
- 1 EL Tomatenmark
- Öl zum Braten
- 1 Tomate
- 2 Knoblauchzehen
- 0,5 cm Ingwer, gepresst
- Salz, Pfeffer nach Geschmack

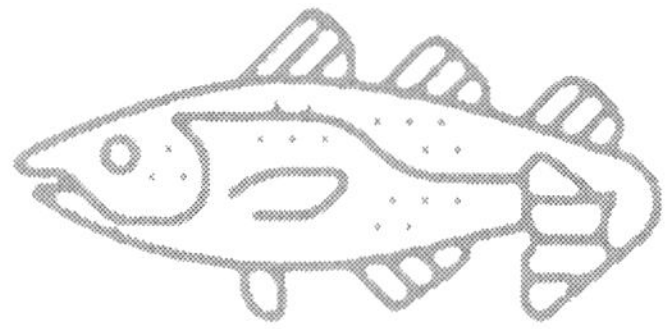

## Zubereitung:

| | |
|---|---|
| 1 | Kabeljau ggf. ausnehmen und präparieren, abtrocknen, mit Salz, Pfeffer und Öl bepinseln. Hacken Sie etwas Chili für eine pikante Note. |
| 2 | Schneiden Sie die Zucchini, Tomate und Möhre in Würfel, schälen Sie die Zwiebel und schneiden Sie diese in feine, ca. 0,5 mm dünne Ringe. Bereiten Sie die Stangenbohnen vor, indem Sie diese gut waschen und den Strunk entfernen. |
| 3 | Etwas Öl in der Pfanne erhitzen und mit gehacktem Knoblauch, Ingwer, Salz und Pfeffer ca. 2-3 Minuten lang anrösten. Tomatenmark hinzugeben und weitere 2 Minuten anbraten. |
| 4 | Das Gemüse in einer Auflaufform auslegen, Kabeljau darauf platzieren. Heizen Sie den Ofen auf 170 Grad Ober-/Unterhitze vor und garen Sie das Gemüse mit dem Fisch, bis der Kabeljau gut durchgebacken ist; er sollte allerdings nicht auseinanderfallen. |

**Nährwerte:** 250 kcal | 15 g Eiweiß | 11 g Fett | 4 g Kohlenhydrate

Dauer: 15 Minuten | eine Portion

## Zutaten:

- 1 Dose Tomaten
- 1 große, rote Paprika
- 50 ml Sahne
- Salz, Pfeffer nach Geschmack
- etwas Basilikum, frisch
- 1 Zwiebel
- 1 Knoblauchzehe
- 500 ml (Gemüse-)Brühe
- etwas Öl zum Braten

## Zubereitung:

| | |
|---|---|
| 1 | Eine mittelgroße Zwiebel schälen und in kleine Würfel schneiden. Etwas Öl in einem Topf erhitzen und die Zwiebeln glasig braten; sie sollten noch bissfest sein, aber bereits ausreichend Aroma entfaltet haben. |
| 2 | Paprika waschen, in Streifen schneiden. Sie können diese mit kochend heißem Wasser überbrühen und die Schale abziehen, falls Sie diese später nicht in der Suppe haben wollen. Das Fruchtfleisch anschließend scharf anbraten und Tomaten hinzugeben (am besten bereits gehackte Tomaten aus der Dose verwenden). |
| 3 | Basilikum fein hacken und in der letzten Minute der Garzeit hinzugeben, auch die Knoblauchzehe hineinpressen. Alles ca. 3 Minuten lang köcheln lassen. |
| 4 | Gemüsebrühe hinzugeben und die Suppe aufkochen. Hitze abstellen und Sahne hineingeben. Die Suppe zu einer homogenen Masse pürieren. Mit Salz und Pfeffer abschmecken. |

**Nährwerte:** 220 kcal | 5 g Eiweiß | 7 g Fett | 11 g Kohlenhydrate

**Dauer: 20 Minuten | eine Portion**

## Zutaten:

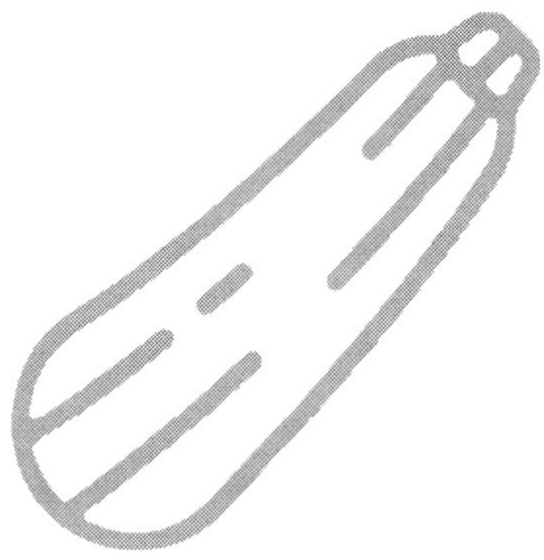

- 1 Zucchini, mittelgroß
- 150 g Schinken
- 50 ml Sahne
- 70 g Parmesan
- Öl zum Anbraten
- 1 Zwiebel
- 1 Knoblauchzehe
- Salz, Pfeffer nach Geschmack

## Zubereitung:

| | |
|---|---|
| 1 | Halbieren Sie die Zucchini und kratzen Sie das Kerngehäuse heraus. Den festen Teil der Zucchini mit einer Gemüsehobel oder Spiralschneider in lange Streifen schneiden. Zucchininudeln mit etwas Salz bestreuen und ca. 5 Minuten ziehen lassen, anschließend überschüssige Flüssigkeit abgießen. Sie können die Spaghetti auch mit Küchenrolle abtupfen, um die Feuchtigkeit noch effektiver zu entziehen. |
| 2 | Zwiebel schälen und in kleine Würfel schneiden. Schinken in Streifen schneiden. |
| 3 | Erhitzen Sie etwas Öl in der Pfanne und schwitzen Sie die Zwiebeln etwas an. Schinken hinzugeben und ca. 5 Minuten lang mitbraten. Anschließend geben Sie die Zucchininudeln hinzu und braten diese weitere 5 Minuten an, bis sie etwas Farbe annehmen. |
| 4 | Eine Knoblauchzehe auspressen, Sahne und Parmesan hinzugeben, weitere Minute braten. Anschließend heiß servieren. |

**Nährwerte:** 210 kcal | 11 g Eiweiß | 16 g Fett | 5 g Kohlenhydrate

Dauer: 15 Minuten | eine Portion

## Zutaten:

- 1 kleiner Eisbergsalat
- 1 Zwiebel
- 400 ml Gemüsebrühe
- 1 EL Butter
- 2 EL Mehl
- 50 ml Sahne
- 1 Knoblauchzehe
- etwas Majoran

## Zubereitung:

| | |
|---|---|
| 1 | Befreien Sie die Zwiebel von der Schale und schneiden Sie diese in kleine Würfel. Butter langsam und schonend zergehen lassen, Zwiebeln darin glasig anbraten. Mehl nach und nach darüberstreuen und einrühren, sodass eine einheitliche, klumpenfreie Mehlschwitze entsteht. |
| 2 | Bereits zerkleinerten Salat (geschnitten oder gerupft, aber nicht zu fein!) hinzugeben und kurz mit andünsten. Nach Bedarf einen kleinen Schuss Gemüsebrühe hinzugeben. |
| 3 | Nach ca. 1-2 Minuten mit Gemüsebrühe auffüllen und aufkochen. Mit Sahne, Salz und Pfeffer verfeinern. |

**Nährwerte:** 140 kcal | 4 g Eiweiß | 6 g Fett | 5 g Kohlenhydrate

Dauer: 10 Minuten | eine Portion

## Zutaten:

- 250 g Rote Bete, vorgekocht
- eine Handvoll Walnüsse
- 1 EL Zitronensaft
- 1 EL Olivenöl
- Salz, Pfeffer nach Geschmack

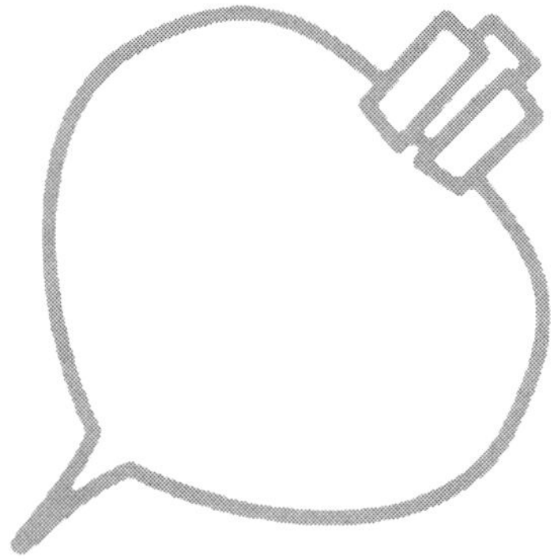

## Zubereitung:

| | |
|---|---|
| 1 | Rote Bete in Scheiben oder Würfel schneiden, mit Olivenöl und Zitronensaft vermengen und ca. 10 Minuten ziehen lassen. Sie können rohe Rote Bete verwenden und diese für eine andere Konsistenz auf der Reibe raspeln. Vakuumierte Rote Bete können Sie ebenso nach Geschmack in unterschiedlichen Varianten anrichten. |
| 2 | Walnüsse knacken und fein hacken. Sie können diese ebenso in eine Küchenrolle legen und mit einem Nudelholz darüber rollen, sodass sie fein zersplittert sind. Zur Roten Bete hinzufügen und kalt genießen! Nach Geschmack mit Salz und Pfeffer nachwürzen. |

**Nährwerte:** 120 kcal | 5 g Eiweiß | 8 g Fett | 14 g Kohlenhydrate

Dauer: 25 Minuten | 2 Portionen

## Zutaten:

- 1 Aubergine, mittelgroß
- 100 g Käse, fest, in Scheiben (z.B. Gouda)
- 100 g Schinken
- 50 g Parmesan, fein gehobelt
- Rosmarin, fein gehackt
- etwas Olivenöl
- Salz, Pfeffer nach Geschmack
- etwas Petersilie, fein gehackt

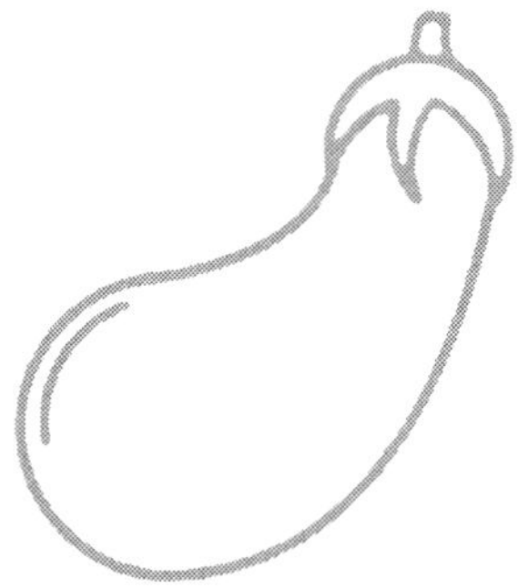

## Zubereitung:

| | |
|---|---|
| 1 | Die Aubergine waschen und abtrocknen. Mit einem Messer zunächst längs und anschließend quer einschneiden, sodass sich eine Art Gittermuster bildet. Die Einschnitte sollten ca. 2 cm tief sein bzw. ungefähr bis zur Hälfte der Aubergine reichen. |
| 2 | In die Einschnitte abwechselnd Käsescheiben und Schinkenscheiben einschieben, sodass sie damit gefüllt ist. In einer Backform platzieren. |
| 3 | Den Ofen auf ca. 180 Grad Ober-/Unterhitze vorheizen. Die Aubergine mit Olivenöl bepinseln, mit Parmesan und Rosmarin bestreuen. Nach Geschmack pfeffern und salzen. |
| 4 | Ca. 20 Minuten lang backen, bis die Aubergine gar und der Käse geschmolzen ist. |

**Nährwerte:** 160 kcal | 7 g Eiweiß | 9 g Fett | 6 g Kohlenhydrate

# RETTICH-CARPACCIO MIT KRESSE

Dauer: 5 Minuten | eine Portion

## Zutaten:

- 250 g Rettich, frisch
- 5 EL Olivenöl
- 2 EL Weißweinessig
- 1 Packung Kresse
- 1 EL Senf, mild
- 1 EL Honig
- Salz, Pfeffer nach Geschmack

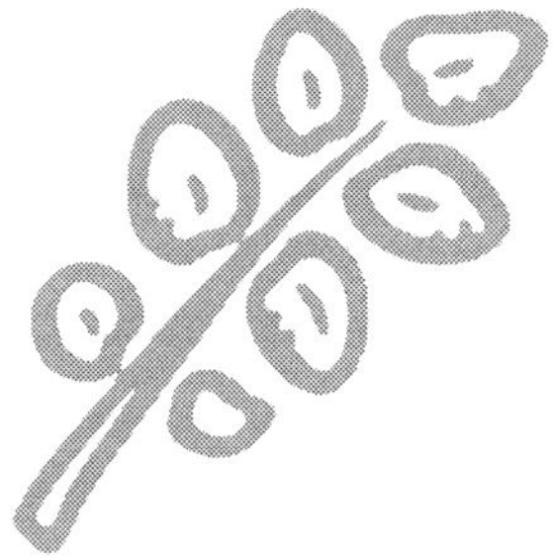

## Zubereitung:

| | |
|---|---|
| 1 | Rettich schälen und in möglichst dünne Scheiben schneiden. Idealerweise können Sie eine Gemüsehobel verwenden, damit die Scheiben hauchdünn gelingen. |
| 2 | Richten Sie die Rettichscheiben auf einem Teller an. Die restlichen Zutaten, ausgenommen die Kresse, zu einer Vinaigrette vermengen und über die Rettichscheiben geben. Nach Geschmack salzen und pfeffern. |
| 3 | Zupfen Sie die Blättchen der Kresse ab und verteilen Sie diese auf dem Rettich. Grundsätzlich ist das Gericht sofort genießbar, allerdings intensiviert sich der Geschmack, wenn Sie das Carpaccio eine Weile im Kühlschrank ziehen lassen. |

**Nährwerte:** 90 kcal | 3 g Eiweiß | 4 g Fett | 3 g Kohlenhydrate

# AUBERGINEN-CARPACCIO MIT RUCOLA

**Dauer: 10 Minuten + Ziehzeit | eine Portion**

## Zutaten:

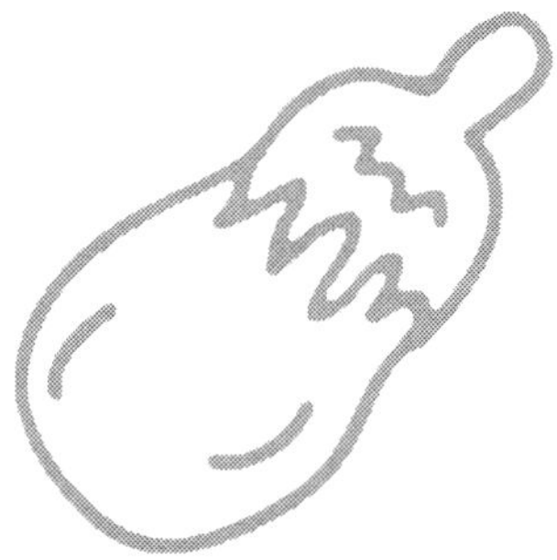

- 1 Aubergine, mittelgroß
- 50 g Parmesan
- 5 EL Olivenöl
- 2 EL Weißweinessig
- Salz, Pfeffer nach Geschmack
- 1 EL Senf, mild
- 1 EL Honig
- 50 g Rucola

## Zubereitung:

| | |
|---|---|
| 1 | Einen großen Topf mit Wasser auf dem Herd aufkochen, Salz hinzugeben und die Aubergine ganz, ohne Einschnitte ins Wasser legen. Die Aubergine ca. 5 Minuten lang blanchieren, bis sich die Haut etwas verfärbt. Holen Sie die Aubergine mit einer Zange aus dem Wasser und schrecken Sie diese sofort mit kaltem Wasser ab. |
| 2 | Legen Sie die Aubergine anschließend auf einen Teller und lassen Sie diese im Kühlschrank vollständig auskühlen. Wenn es schneller gehen soll, können Sie diese auch für eine kurze Zeit ins Gefrierfach stellen. |
| 3 | Mit einem sehr scharfen Messer in möglichst dünne Scheiben schneiden und auf einem Teller mit gründlich gewaschenem und gerupftem Rucola anrichten. |
| 4 | Die restlichen Zutaten zu einem Dressing vermischen und über die Auberginenscheiben geben, Hobeln Sie etwas Parmesan und verteilen Sie diesen über dem Carpaccio. Lassen Sie das Carpaccio anschließend ca. 30 Minuten lang im Kühlschrank ziehen. |

**Nährwerte:** 160 kcal | 4 g Eiweiß | 6 g Fett | 11 g Kohlenhydrate

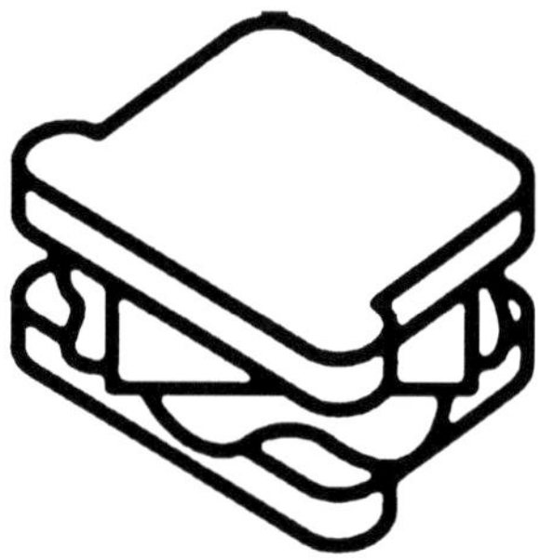

# GEFÜLLTE OLIVEN

**Dauer: 2 Minuten | 2 Portionen**

## Zutaten:

- 150 g grüne Oliven, ohne Stein
- 50 g Thunfisch
- einige Kapern
- 1 TL Mayo
- Salz, Pfeffer nach Geschmack

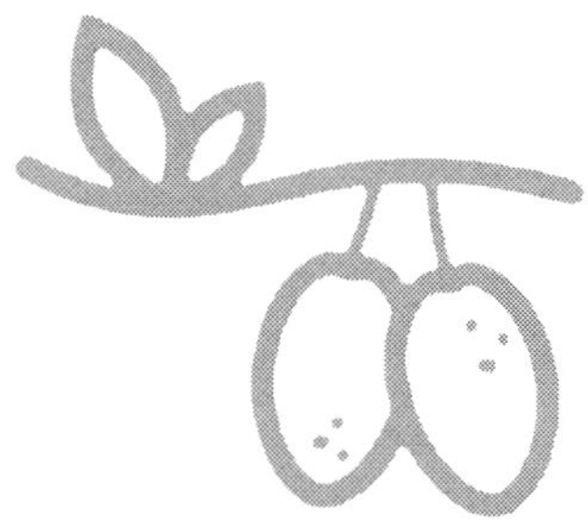

## Zubereitung:

| | |
|---|---|
| **1** | Thunfisch abtropfen und in eine Schüssel geben. Rupfen Sie das Filet etwas auseinander, damit es eine faserige Textur bekommt. Kapern hinzugeben und Mayo hineinrühren. Alles zu einer homogenen Paste vermischen; Sie können hierfür einen Pürierstab oder Mixer verwenden. |
| **2** | Nun die Thunfischpaste mithilfe eines Teelöffels oder Spritzbestecks in die Oliven füllen. |

**Nährwerte:** 130 kcal | 6 g Eiweiß | 7 g Fett | 2 g Kohlenhydrate

Dauer: 5 Minuten | eine Portion

## Zutaten:

- 1 Kohlrabi
- 1 Gurke
- 1 Strauchsellerie
- 1 Knoblauchzehe
- 50 ml Joghurt
- Salz, Pfeffer nach Geschmack

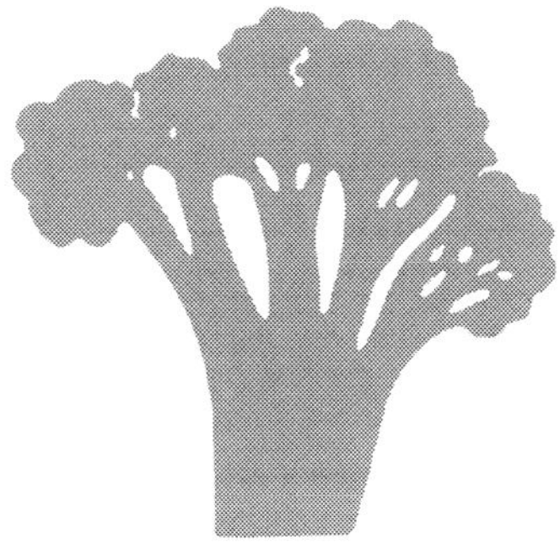

## Zubereitung:

| | |
|---|---|
| 1 | Das Gemüse schälen und in Stifte schneiden. Im Prinzip können Sie jedes Gemüse verwenden, das einen sehr hohen Wassergehalt und wenige Kalorien beinhaltet; wichtig ist, dass es den Insulinspiegel in keiner Weise beeinflusst. |
| 2 | Pressen Sie die Knoblauchzehe in den Joghurt, Salzen und Pfeffern Sie den Dip nach Geschmack. Sie können, um den Geschmack zu verfeinern, einen Schuss Weißweinessig und Süßstoff hinzugeben. Alternativ eignet sich ebenso ein kleiner Schuss Honig oder Ahornsirup. |

**Nährwerte:** 60 kcal | 3 g Eiweiß | 3 g Fett | 0,5 g Kohlenhydrate

# HÜTTENKÄSE-DESSERT

Dauer: 2 Minuten | eine Portion

## Zutaten:

- 150 g Hüttenkäse (als Ersatz für Quark, da er weniger Kalorien enthält, aber geschmacklich sehr an Quark erinnert)
- 20 g Pistazien
- 1 Aprikose

## Zubereitung:

| | |
|---|---|
| 1 | Hüttenkäse in eine kleine Schüssel geben. Pistazien schälen und fein hacken bzw. bereits gehackte Pistazien verwenden. |
| 2 | Halbieren Sie die Aprikose, entnehmen Sie den Stein und schneiden Sie das Fruchtfleisch in Spalten. |
| 3 | Hüttenkäse mit Aprikosen und Pistazien ergänzen und genießen! Sie können das Dessert auch etwas im Kühlschrank ziehen lassen oder etwas Honig hinzufügen. |

**Nährwerte:** 110 kcal | 9 g Eiweiß | 3 g Fett | 5 g Kohlenhydrate

# GEROLLTE SALATBLÄTTER MIT HÜTTENKÄSE

**Dauer: 2 Minuten | eine Portion**

## Zutaten:

- 100 g Hüttenkäse
- 100 g schwarze Oliven, ohne Stein
- 3 Salatblätter, frisch und ganz
- Salz, Pfeffer nach Geschmack

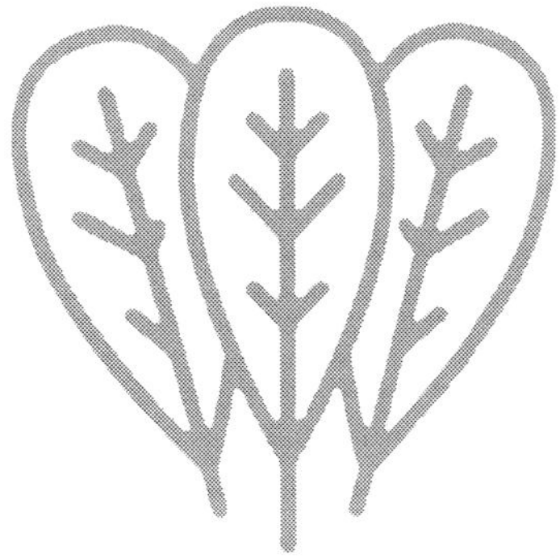

## Zubereitung:

| | |
|---|---|
| 1 | Salatblätter waschen und abtrocknen, auf einem Teller ausbreiten. Achten Sie darauf, frische und ganze Salatblätter zu verwenden; am besten eignet sich hierfür Roma- oder Eisbergsalat. |
| 2 | Oliven fein hacken, mit dem Hüttenkäse vermengen und nach Geschmack salzen und pfeffern. Sie können optional etwas Oregano hinzugeben. |
| 3 | Die Käsemasse in Salatblätter füllen, fest zusammenrollen und ggf. mit Zahnstochern befestigen. |

**Nährwerte:** 60 kcal | 5 g Eiweiß | 6 g Fett | 0,5 g Kohlenhydrate

# FRUCHTIG-SCHARFE GARNELENSPIESSE

**Dauer: 5 Minuten + Ziehzeit | eine Portion**

## Zutaten:

- 100 g Garnelen, vorgekocht, entdarmt
- 1-2 EL Orangensaft, frisch gepresst
- ein paar Tropfen Zitronensaft
- 2-3 Holzspieße
- Chilipulver nach Geschmack

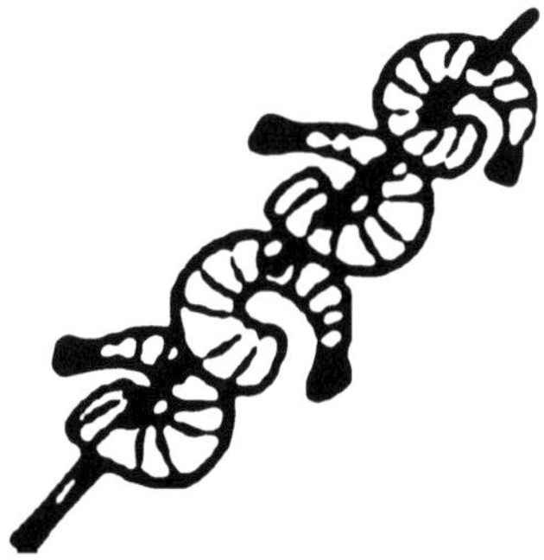

## Zubereitung:

| | |
|---|---|
| **1** | Garnelen in eine Schüssel geben, mit Orangensaft, Zitronensaft und Chilipulver vermengen. |
| **2** | Schüssel in den Kühlschrank stellen und die Garnelen einige Zeit marinieren. |
| **3** | Garnelen auf die Spieße stecken und kühl genießen! Sie können das Grundrezept mit anderen Zutaten wie Paprikastückchen, Oliven oder Tomatenwürfeln kombinieren. |

**Nährwerte:** 100 kcal | 18 g Eiweiß | 2 g Fett | 4 g Kohlenhydrate

Mit dem Hintergrund, wie Intervallfasten in der Theorie funktioniert, gehen wir nun zur Praxis über. Im Folgenden finden Sie 30 Rezepte, die Sie im Rahmen des Abnehmprogramms verwenden können. Die Reihenfolge ist dabei nicht festgelegt, sondern eine Empfehlung bzw. ein unverbindlicher Vorschlag, sodass Sie viel Abwechslung haben und sich immer selbst aussuchen können, welches Gericht Sie am entsprechenden Tag zubereiten wollen.

Dabei handelt es sich um Gerichte, die alle notwendigen Nährstoffe und Vitamine enthalten, die für eine ausgewogene Ernährung notwendig sind. Darüber hinaus finden Sie die bei jedem Rezept die Kalorienangaben, sodass Sie an Fastentagen einfach regulieren können, wie viel Sie zu sich nehmen können.

Wenn Sie sich für die 16:8 Diät entscheiden, könnte ein möglicher Monatsplan wie folgt aussehen. Falls Sie sich für die 5:2 Diät entscheiden, können Sie sich ebenso an diesen Plan halten, mit der Abweichung, dass Sie die Gerichte an den Fastentagen weglassen, die rot markiert sind. So können Sie Ihre Fastentage flexibel festlegen und die Tagespläne ganz flexibel variieren.

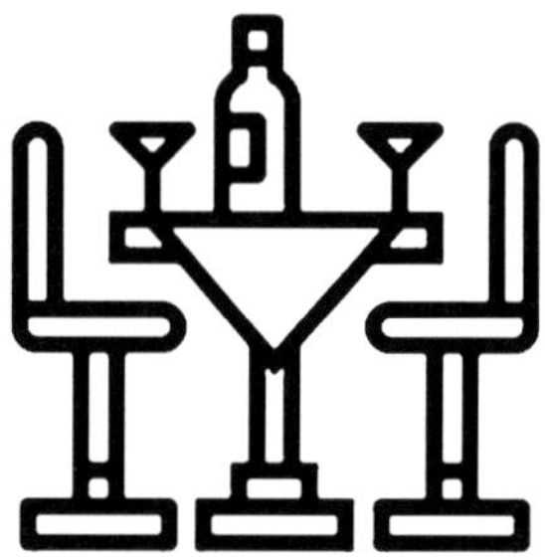

# WOCHE 1

**Tag 1:**

- Frühstück: Magerquark mit Beeren (S.30)
- Mittagessen: Champignon-Creme-Suppe (S.38)
- Abendessen: Kabeljau auf Gemüse (S.56)
- Snack: Gefüllte Oliven (S.74)

**Tag 2:**

- Frühstück: Japanisches Frühstück (S.31)
- Mittagessen: Kartoffel-Radieschen-Salat (S.40)
- Abendessen: Paprika-Tomaten-Suppe (S.58)
- Snack: Hüttenkäse-Dessert (S.76)

**Tag 3:**

- Frühstück: Kiwi-Chia-Pudding (S.32)
- Mittagessen: Curry-Gemüse-Pfanne (S.42)
- Abendessen: Zucchininudeln mit Parmesan und Schinken (S.60)
- Snack: Fruchtig-scharfe Garnelenspieße (S.78)

## Tag 4:

- Frühstück: Haferbrei mit Apfel und Zimt (S.33)
- Mittagessen: Lachs aus dem Ofen (S.44)
- Abendessen: Leichte Salatsuppe (S.62)
- Snack: Gefüllte Oliven (S.74)

## Tag 5:

- Frühstück: Thunfischsandwich (S.34)
- Mittagessen: Couscous mit Minze und Gurken (S.46)
- Abendessen: Rote Bete-Walnuss-Salat (S.64)
- Snack: Gerollte Salatblätter mit Hüttenkäse (S.77)

## Tag 6:

- Frühstück: Quarkbratlinge (S.35)
- Mittagessen: Blätterteig-Quiche mit Brokkoli und Ziegenkäse (S.48)
- Abendessen: Aubergine aus dem Ofen (S.66)
- Snack: Hüttenkäse-Dessert (S.76)

## Tag 7:

- Frühstück: Kiwi-Chia-Pudding (S.32)
- Mittagessen: Quinoa-Bowl mit Spinat und Thunfisch (S.50)
- Abendessen: Rettich-Carpaccio mit Kresse (S.68)
- Snack: Fruchtig-scharfe Garnelenspieße (S.78)

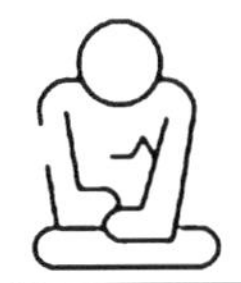

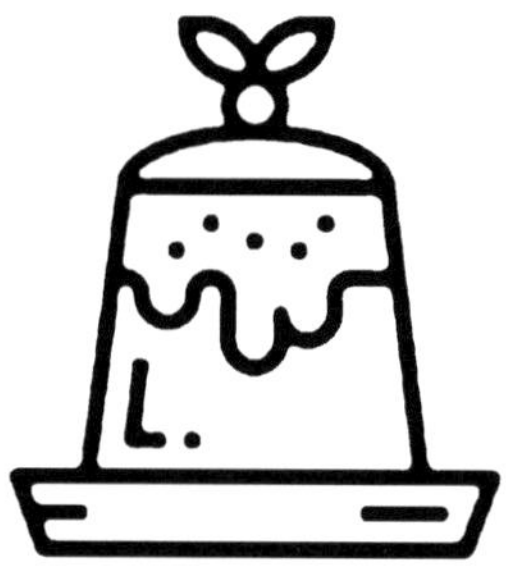

# WOCHE 2

## Tag 1:

- Frühstück: Magerquark mit Beeren (S.30)
- Mittagessen: Kartoffel-Radieschen-Salat (S.40)
- Abendessen: Kabeljau auf Gemüse (S.56)
- Snack: Hüttenkäse-Dessert (S.76)

## Tag 2:

- Frühstück: Japanisches Frühstück (S.31)
- Mittagessen: Champignon-Creme-Suppe (S.38)
- Abendessen: Paprika-Tomaten-Suppe (S.58)
- Snack: Gefüllte Oliven (S.74)

## Tag 3:

- Frühstück: Haferbrei mit Apfel und Zimt (S.33)
- Mittagessen: Curry-Gemüse-Pfanne (S.42)
- Abendessen: Leichte Salatsuppe (S.62)
- Snack: Fruchtig-scharfe Garnelenspieße (S.78)

## Tag 4:

- Frühstück: Kiwi-Chia-Pudding (S.32)
- Mittagessen: Lachs aus dem Ofen (S.44)
- Abendessen: Zucchininudeln mit Parmesan und Schinken (S.60)
- Snack: gefüllte Oliven (S.74)

## Tag 5:

- Frühstück: Quarkbratlinge (S.35)
- Mittagessen: Blätterteig-Quiche mit Brokkoli und Ziegenkäse (S.48)
- Abendessen: Rote Bete-Walnuss-Salat (S.64)
- Snack: Gerollte Salatblätter mit Hüttenkäse (S.77)

## Tag 6:

- Frühstück: Thunfischsandwich (S.34)
- Mittagessen: Quinoa-Bowl mit Spinat und Thunfisch (S.50)
- Abendessen: Aubergine aus dem Ofen (S.66)
- Snack: Fruchtig-scharfe Garnelenspieße (S.78)

## Tag 7:

- Frühstück: Kiwi-Chia-Pudding (S.32)
- Mittagessen: Couscous mit Minze und Gurken (S.46)
- Abendessen: Rettich-Carpaccio mit Kresse (S.68)
- Snack: Hüttenkäse-Dessert (S.76)

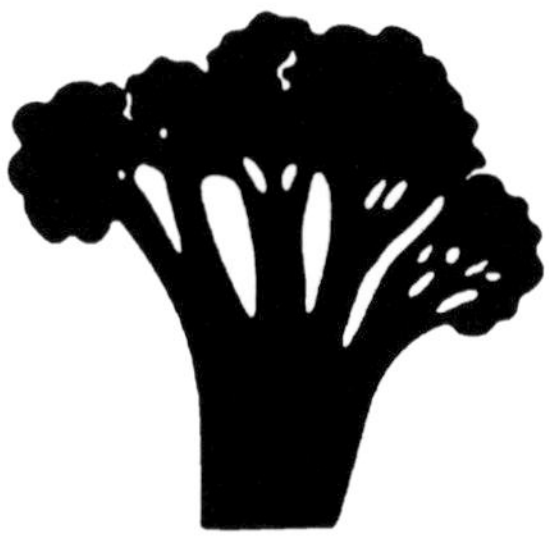

# WOCHE 3

**Tag 1:**

- Frühstück: Magerquark mit Beeren (S.30)
- Mittagessen: Champignon-Creme-Suppe (S.38)
- Abendessen: Paprika-Tomaten-Suppe (S.58)
- Snack: Hüttenkäse-Dessert (S.76)

**Tag 2:**

- Frühstück: Japanisches Frühstück (S.31)
- Mittagessen: Kartoffel-Radieschen-Salat (S.40)
- Abendessen: Kabeljau auf Gemüse (S.56)
- Snack: Gefüllte Oliven (S.74)

**Tag 3:**

- Frühstück: Haferbrei mit Apfel und Zimt (S.33)
- Mittagessen: Curry-Gemüse-Pfanne (S.42)
- Abendessen: Zucchininudeln mit Parmesan und Schinken (S.60)
- Snack: Gefüllte Oliven (S.74)

## Tag 4:

- Frühstück: Haferbrei mit Apfel und Zimt (S.33)
- Mittagessen: Curry-Gemüse-Pfanne (S.42)
- Abendessen: Leichte Salatsuppe (S.62)
- Snack: Fruchtig-scharfe Garnelenspieße (S.78)

## Tag 5:

- Frühstück: Quarkbratlinge (S.35)
- Mittagessen: Quinoa-Bowl mit Spinat und Thunfisch (S.50)
- Abendessen: Rote Bete-Walnuss-Salat (S.64)
- Snack: Gerollte Salatblätter mit Hüttenkäse (S.77)

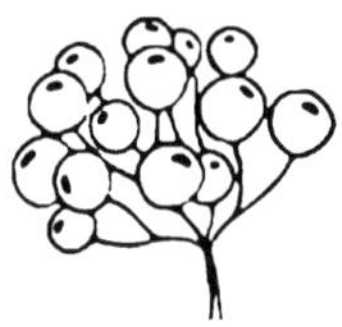

## Tag 6:

- Frühstück: Quarkbratlinge (S.35)
- Mittagessen: Blätterteig-Quiche mit Brokkoli und Ziegenkäse (S.48)
- Abendessen: Aubergine aus dem Ofen (S.66)
- Snack: Fruchtig-scharfe Garnelenspieße (S.78)

## Tag 7:

- Frühstück: Kiwi-Chia-Pudding (S.32)
- Mittagessen: Couscous mit Minze und Gurken (S.46)
- Abendessen: Rettich-Carpaccio mit Kresse (S.68)
- Snack: Hüttenkäse-Dessert (S.76)

# WOCHE 4

**Tag 1:**

- Frühstück: Thunfischsandwich (S.34)
- Mittagessen: Lachs aus dem Ofen (S.44)
- Abendessen: Aubergine aus dem Ofen (S.66)
- Snack: Gefüllte Oliven (S.74)

**Tag 2:**

- Frühstück: Kiwi-Chia-Pudding (S.32)
- Mittagessen: Quinoa-Bowl mit Spinat und Thunfisch (S.50)
- Abendessen: Zucchininudeln mit Parmesan und Schinken (S.60)
- Snack: Fruchtig-scharfe Garnelenspieße (S.78)

**Tag 3:**

- Frühstück: Quarkbratlinge (S.35)
- Mittagessen: Blätterteig-Quiche mit Brokkoli und Ziegenkäse (S.48)
- Abendessen: Paprika-Tomaten-Suppe (S.58)
- Snack: Gerollte Salatblätter mit Hüttenkäse (S.50)

**Tag 4:**

- Frühstück: Magerquark mit Beeren (S.30)
- Mittagessen: Kartoffel-Radieschen-Salat (S.40)
- Abendessen: Kabeljau auf Gemüse (S.56)
- Snack: Hüttenkäse-Dessert (S.76)

**Tag 5:**

- Frühstück: Japanisches Frühstück (S.31)
- Mittagessen: Champignon-Creme-Suppe (S.38)
- Abendessen: Rote Bete-Walnuss-Salat (S.42)
- Snack: Gefüllte Oliven (S.74)

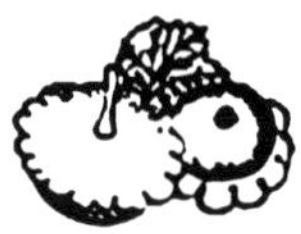

## Tag 6:

- Frühstück: Kiwi-Chia-Pudding (S.32)
- Mittagessen: Curry-Gemüse-Pfanne (S.42)
- Abendessen: Rettich-Carpaccio mit Kresse (S.68)
- Snack: Fruchtig-scharfe Garnelenspieße (S.78)

## Tag 7:

- Frühstück: Haferbrei mit Apfel und Zimt (S.33)
- Mittagessen: Couscous mit Minze und Gurken (S.46)
- Abendessen: Leichte Salatsuppe (S.62)
- Snack: Hüttenkäse-Dessert (S.76)

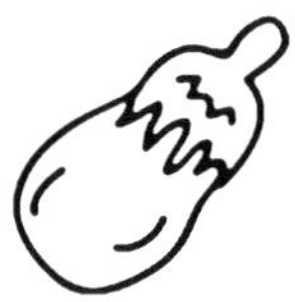

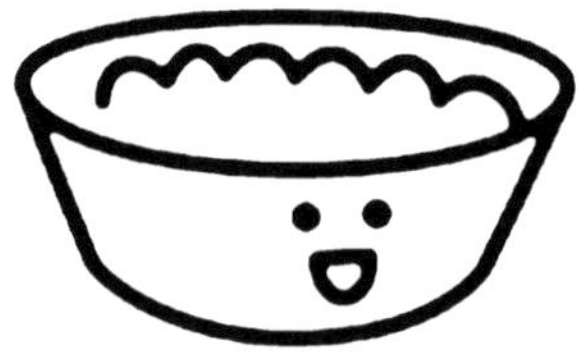

# WOCHE 5

## Tag 1:

- Frühstück: Magerquark mit Beeren (S.30)
- Mittagessen: Champignon-Creme-Suppe (S.38)
- Abendessen: Kabeljau auf Gemüse (S.56)
- Snack: Gefüllte Oliven (S.74)

## Tag 2:

- Frühstück: Japanisches Frühstück (S.31)
- Mittagessen: Kartoffel-Radieschen-Salat (S.40)
- Abendessen: Paprika-Tomaten-Suppe (S.58)
- Snack: Hüttenkäse-Dessert (S.76)

envdur.trade@gmail.com

Sophie Marie Krämer by proxy of:

EnvDur Trading

Balat Mahallesi Rifat

Efendi Sokak, No: 19/1

34087 Istanbul

Turkey

Cover:

Design: Alima Media Turk

Image: Chananchida Ch

Printed in Poland
by Amazon Fulfillment
Poland Sp. z o.o., Wrocław

49862724R00063